간호직 공무원
전공시험 대비

지혜롭게 막판정리

간호관리

7일 완성
최종모의고사

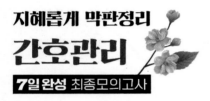

지혜롭게 막판정리

간호관리

7일완성 최종모의고사

1판 1쇄   2024년 5월 10일

편저자_ 김지혜
발행인_ 원석주
발행처_ 하이앤북
주소_ 서울시 영등포구 영등포로 347 한독타워 11층
고객센터_ 1588-6671
팩스_ 02-841-6897
출판등록_ 2018년 4월 30일 제2018-000066호
홈페이지_ gosi.daebanggosi.com

ISBN_ 979-11-6533-472-7

정가_ 12,000원

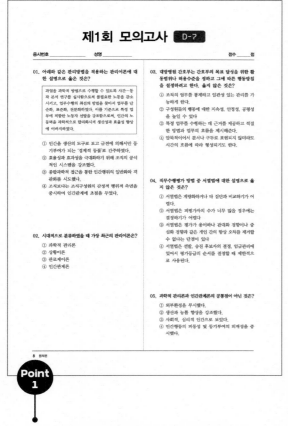

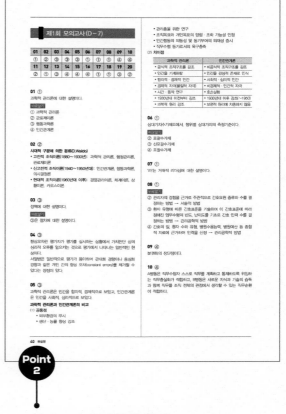

Point 1

출제경향을 반영한 기출동형 모의고사!

과년도 출제경향을 꼼꼼히 분석하여
기출동형으로 구성한 모의고사 문제집입니다.
출제가능성이 높고 핵심적인 문제들로
구성하였습니다.

Point 2

이해중심의 확실한 해설!

이해 중심의 확실한 해설로
문제 해결 방법과 전략을 익힐 수 있고
틀린 문제의 원인을 확실하게 파악하고
넘어갈 수 있도록 집필하였습니다.

Point 3

답안지 작성 연습까지 완벽하게!

공무원 시험은 시간 배분이 중요합니다.
권말에 수록한 OMR 답안지를 활용하여
실전과 같은 시험시간 안에
답안지 작성 연습까지 진행하세요.

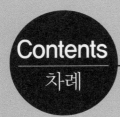

Contents
차례

OMR 답안지

지혜롭게 막판정리

간호관리

최종모의고사

문제편

응시번호 _____ 성명 _____ 점수 _____점

01. 아래와 같은 관리방법을 적용하는 관리이론에 대한 설명으로 옳은 것은?

> 과업을 과학적 방법으로 수행할 수 있도록 시간-동작 분석 연구를 실시함으로써 불필요한 노동을 감소시키고, 업무수행의 최선의 방법을 찾아서 업무를 단순화, 표준화, 전문화하였다. 이를 기준으로 특정 업무에 적합한 노동자 선발을 강조함으로써, 인간의 노동력을 과학적으로 합리화시켜 생산성과 효율성 향상에 이바지하였다.

① 인간을 생산의 도구로 보고 금전에 의해서만 동기부여가 되는 '경제적 동물'로 간주하였다.
② 효율성과 효과성을 극대화하기 위해 조직의 공식적인 시스템을 강조했다.
③ 종합과학적 접근을 통한 인간행위의 일반화와 객관화를 시도했다.
④ 조직보다는 조직구성원의 감정적 행위적 측면을 중시하며 인간관계에 초점을 두었다.

02. 시대적으로 분류하였을 때 가장 최근의 관리이론은?

① 과학적 관리론
② 상황이론
③ 관료제이론
④ 인간관계론

03. 대방병원 간호부는 간호부의 목표 달성을 위한 활동범위나 허용수준을 정하고 그에 따른 행동방침을 설정하려고 한다. 옳지 않은 것은?

① 조직의 업무를 통제하고 일관성 있는 관리를 가능하게 한다.
② 구성원들의 행동에 대한 지속성, 안정성, 공평성을 높일 수 있다
③ 특정 업무를 수행하는 데 근거를 제공하고 적절한 방법과 업무의 흐름을 제시해준다.
④ 암묵적이어서 문서나 구두로 표현되지 않더라도 시간의 흐름에 따라 형성되기도 한다.

04. 직무수행평가 방법 중 서열법에 대한 설명으로 옳지 않은 것은?

① 서열법은 계량화하거나 타 집단과 비교하기가 어렵다.
② 서열법은 피평가자의 수가 너무 많을 경우에는 결정하기가 어렵다
③ 서열법은 평가가 용이하나 관대화 경향이나 중심화 경향과 같은 개인 간의 항상 오차를 제거할 수 없다는 단점이 있다
④ 서열법은 선발, 승진 후보자의 결정, 임금관리에 있어서 평가등급의 순서를 결정할 때 제한적으로 사용된다.

05. 과학적 관리론과 인간관계론의 공통점이 아닌 것은?

① 외부환경을 무시했다.
② 생산과 능률 향상을 강조했다.
③ 사회적, 심리적 인간으로 보았다.
④ 인간행동의 피동성 및 동기부여의 외재성을 중시했다.

06. 다음의 내용을 측정하여 산정하는 수가제에 대한 설명으로 옳은 것은?

> • 의사의 투입시간, 스트레스, 노력, 기술의 정도
> • 기타 임상인력 인건비, 치료재료, 장비
> • 의료사고와 분쟁 해결비용

① 각 의료서비스에 필요한 투입자원을 계산하여 상대가치를 측정 보상해준다.
② 의료서비스 항목이나 수량에 관계없이 서비스에 투입된 평균비용에 기초하여 수가를 결정한다.
③ 기존의 포괄수가제에 행위별수가제적인 성격을 반영한 혼합형 지불제도이다.
④ 과잉진료가 줄어들지만, 비용을 줄이려는 동기가 강화되어 질 저하 위험성이 있다.

07. 다음 중 변혁적 리더십으로 옳은 것은?

> 가. 현실을 변화시키려 노력한다.
> 나. 매우 높은 이상적 목표를 설정한다.
> 다. 수행하는 데 있어서 도덕성을 수반하고 있는 강점이 있다.
> 라. 즉각적이고, 가시적 보상으로 동기부여 한다.

① 가, 나, 다
② 가, 다
③ 나, 라
④ 가, 나, 다, 라

08. 간호인력 산정에 대한 접근방법으로 산업공학적 방법에 해당하는 것은?

① 간호업무의 흐름에 따라 간호활동을 분석하고 각각의 활동에 소요된 간호시간을 측정하여 환자당 간호시간을 산출하고, 환자 수를 반영한 총 간호시간을 계산해 간호인력을 산정하는 방법
② 관리자의 경험을 근거로 주관적으로 간호요원 종류와 수를 결정하는 방법
③ 환자유형에 따른 간호표준을 기술하며 이 간호표준에 따라 정해진 업무수행의 빈도, 난이도를 기초로 간호 인력 수를 결정하는 방법
④ 간호의 질, 환자 수와 유형, 병원수용능력, 병원예산 등 종합적 자료에 근거하여 인력을 산정

09. 다음은 조직구조의 구성요소 중 무엇의 장단점인가?

> • 대규모 조직에 효용이 크다.
> • 조직 내 통일 조정이 어렵다.
> • 신속한 업무처리와 조직 내 의사전달이 개선된다.

① 공식화
② 수직적 분화
③ 집권화
④ 분권화

10. 다음과 같은 A병동, B병동의 상황에 적합한 직무 설계는?

- A병동: 간호사들이 높은 자질을 소지하고 있으며, 스스로 직무수행방법을 결정하기 원하고 직무결과에 대한 피드백을 원한다.
- B병동: 간호사들이 조직의 목표를 이해하고 능력개발의 기회를 가지게 되며, 넓은 시야를 가질 필요성이 있다.

	A병동	B병동
①	직무특성모형	직무확대
②	직무확대	직무순환
③	직무충실화	직무확대
④	직무충실화	직무순환

11. 하우스와 미첼의 이론에서 설명하는 리더십 유형은?

- 공식적 체계가 명확하고 관료적인 조직과업이 구조화 되어있다.
- 구성원의 높은 사회적 욕구가 있다

① 지시적 리더십
② 지원적 리더십
③ 위임적 리더십
④ 성취지향적 리더십

12. 직무분석의 방법에 해당하지 않는 것은?

① 직무를 평가요소별로 분류하여 직무를 분석한다.
② 특정기간 동안 무작위적인 간격으로 관찰하여 직무에 대한 정보를 얻는다.
③ 직무수행자나 감독자에게 설문지를 배부하여 직무내용을 기술하게 한다.
④ 성공적인 직무수행에 결정적인 역할을 한 사건이나 사례를 중심으로 직무를 분석한다.

13. 팔로워십에 대한 내용으로 옳은 것은?

① 구성원의 가치, 신념, 욕구체계를 변화시켜 조직의 성과를 제고한다.
② 구성원들이 자기 스스로를 리드할 수 있는 역량과 기술을 갖도록 하는 것이다.
③ 유형으로는 수동형, 순응형, 소외형, 실무형, 모범형이 있다.
④ 구성요소가 경청, 공감, 치유, 자각, 설득, 비전제시, 예측력, 청지기 정신, 구성원의 성장에 대한 헌신, 공동체 구축이다.

14. 통제를 잘못했을 때 발생할 수 있는 역기능을 예방하기 위한 통제의 원칙으로 옳은 것은?

① 일반적이고 보편적인 상황에 맞게 설계되어야 한다.
② 실재적 차이는 신속히 보고되어야 하지만, 잠재적 차이는 시간을 두고 봐야한다.
③ 작업의 후기에 중점적으로 통제를 한다.
④ 융통성 있는 대안이 마련되어 유연한 통제가 되어야 한다.

15. A간호사는 감염관리 전문간호사가 되기 위해 석사 대학원을 진학할 계획이었으나 근무시간의 조정이 어려워 진학하지 못했다. 알더퍼의 ERG이론에 따라 간호단위관리자가 A간호사를 동기부여하기 위한 가장 좋은 방법은?

① 존재욕구 충족을 위해 간호사에 대한 인간적인 배려와 존중을 한다.
② 존경욕구 충족을 위해 포상과 성과급을 제공한다.
③ 관계욕구 충족을 위해 성취감과 인정감을 제공한다.
④ 성장욕구 충족을 위해 능력을 최대한 발휘할 수 있도록 도전적인 간호업무를 부여한다.

16. 허츠버그는 동기위생이론에서, 충족되면 만족감을 줄 수 있으나 충족되지 않는다고 해도 불만이 발생하지 않는 요인들을 제시하였다. 이러한 요인에 해당하는 것은?

ㄱ. 부하와의 관계	ㄴ. 조직의 정책
ㄷ. 임금체계	ㄹ. 직무 자체

① ㄱ, ㄴ
② ㄱ, ㄹ
③ ㄴ, ㄷ
④ ㄹ

17. 도나베디안의 접근방법으로 구분해 볼 때, 다음의 기준에 해당하는 접근방법에 대한 설명으로 옳은 것은?

- QI위원회가 구성되어 있는가?
- 간호사의 책임과 직무분석이 서면화되어 있는가?
- 환자의 응급실 체류시간은 어느 정도인가?

① 간호가 제공되는 환경, 시설, 인적자원 등 간접적인 것을 평가한다.
② 결과의 측정시기의 적절성에 대한 기준을 정하기 어렵다.
③ 평가결과를 바로 교정할 수 있다.
④ 환자의 건강상태에 대한 간호결과에 대한 정보를 제공한다.

18. 표준진료지침을 이용한 것으로 대상자의 건강관리를 위해 다양한 서비스 욕구를 충족시키고, 다양한 인력을 조정 감시하는 방법은?

① 사례관리법
② 일차간호방법
③ 모듈간호
④ 팀간호

19. 기획의 특성에 관한 설명으로 옳은 것은?

① 기획은 How to do, 계획은 What to do이다.
② 기획 과정은 모든 업무를 포괄하는 정적인 개념이다.
③ 문제 해결은 되지 않더라도 의사결정 과정은 요구된다.
④ 기획은 비밀유지를 위해 전문용어를 사용하여 표현하는 관리자의 고유 업무이다.

20. 다음은 마케팅믹스 중 어떤 것에 속하는가?

야간진료 운영, 인터넷 진료 예약, 주차장 설비 확충, 24시간 상담콜 서비스 운영, 중환자 가족 대기실

① 제품전략
② 유통전략
③ 촉진전략
④ 가격전략

수고하셨습니다.
수험생 여러분들의 건승을 기원합니다.

제2회 모의고사 D-6

응시번호_____ 성명 _____ 점수 _____점

01. 스콧(Scott)의 조직이론 분류에서 개방 – 합리적 이론에 해당하는 설명은?

> 가. 조직의 목표달성보다 생존을 중시한다.
> 나. 조직학습, 학습조직, 조직문화이론 등이 포함된다.
> 다. 조직을 둘러싼 환경변수를 본격적으로 고려하기 시작했으나, 조직과 환경을 지나치게 구체적이고 실물적인 것으로 보았다.
> 라. 구성원들의 인간적 측면을 수용했으나, 인간의 욕구체계를 지나치게 단순화 획일화해서 보았다.

① 다
② 다, 라
③ 가, 다
④ 나, 다, 라

02. 체계 이론의 추상성을 극복하고 보다 현실적으로 변형시킨 것으로서, 조직관리에 있어서 성과에 영향을 미치는 유일한 최선의 방법은 존재하지 않으며 상황에 따라 다르게 적용된다는 점을 강조한 이론에 해당되는 것은?

① 일반적인 환경과 기술, 규모 등을 다루는 상황변수와 조직구조, 조직관리 체계를 나타내는 조직 특성 변수와의 관계에서 조직성과를 나타내는 조직 유효성 변수는 적합 또는 부적합 여부에 따라 조직 유효성이 향상될 수도 있고 저하될 수도 있다고 하였다.
② 인간의 감정, 정서, 사회성 등을 중요시하며, 관리의 민주화와 인간화를 추구하였다.
③ 주로 조직관리의 보편적인 원리 정립에 중점을 둔 이론으로 분업과 조정의 두 차원을 중심으로 구성된 14개 관리원칙을 제시하였다
④ 인간행동에 영향을 미치는 요인에 관한 지식을 체계화한 학문으로 심리학, 사회학, 인류학적 접근 등 다학문적 접근을 많이 사용하여, 종합과학적 접근을 통한 인간행위의 일반화와 객관화를 시도하였다.

03. 대방병원은 조직구조를 재설계하려고 한다. 올바르게 설계한 것은?

① 업무성격상 개인에 내재된 숙련도에 의존해야 하는 경우는 공식화를 높인다.
② 업무를 정해진 방식에 따라 반복적으로 수행할 필요가 있는 경우에는 분권화를 적용한다.
③ 전문지식이 보다 세분화 되는 추세에 맞춰 수직적 분화를 높인다.
④ 업무의 통일성과 일관성이 필요한 경우는 집권화를 적용한다.

04. 권한위임이 낮아지는 경우로 옳은 것은?

① 조직의 규모가 클수록
② 통제기술이 발달할수록
③ 비용이 많이 드는 사안일수록
④ 전문적인 지식과 견해가 필요한 것일수록

05. 다음과 같은 직무수행평가의 오류를 예방하기 위한 방법이 아닌 것은?

> 직무수행평가 직전에 경미한 투약오류를 일으킨 A간호사가 연초에 심각한 투약오류를 발생한 B간호사보다 낮은 평가를 받았다.

① 비정기적으로 평가를 실시한다.
② 목표관리법에 의한 평가를 실시한다.
③ 블라인드 방식을 활용한다.
④ 평소에 구성원에 대한 업무 지식과 기술을 관찰 기록한다.

06. 간호관리자가 간호전달체계를 기능적 분담방법에서 팀 간호로 바꾸려고 계획하고, 이로 인한 간호사 개인의 이득과 병원의 이득을 구체적으로 제시하면서 조직 변화를 이끌려고 한다. 관련된 전략으로 옳은 것은?

   ① 경험적－합리적 전략
   ② 정책적 전략
   ③ 규범적－재교육적 전략
   ④ 공학 기술적 전략

07. B 병원은 최근 인근에 암센터가 개원되면서 환자 수가 급감하자, 새로운 마케팅 전략을 아래와 같이 수립하였다. 포함되지 않은 마케팅믹스 전략은?

   > • 병원 애플리케이션을 개발·활용한다.
   > • 주차장 요금을 50% 할인한다.
   > • 퇴원환자에게 전화하여 추후관리에 대한 정보를 제공한다.

   ① 가격전략
   ② 제품전략
   ③ 유통전략
   ④ 촉진전략

08. 「의료법 시행령」 제31조의8(면허재교부 교육프로그램)에 대한 법 조항으로 옳지 않은 것은?

   ① 보건복지부장관은 면허를 재교부하려는 때에는 면허재교부 대상자가 교육프로그램을 이수하도록 해야 한다.
   ② 교육 시간은 40시간 이상이다
   ③ 교육 내용은 환자 권리의 이해, 의료인의 역할과 윤리, 의료 관련 법령의 이해, 그 밖에 보건·의료 질서의 유지를 위하여 필요한 내용으로서 보건복지부장관이 고시하는 내용이다.
   ④ 교육프로그램의 실시에 드는 비용은 교육프로그램을 실시하는 간호사회가 부담한다.

09. 관리자와 리더를 비교했을 때, 리더의 특징에 해당하는 것은?

   ① 조직의 목표 달성을 위한 계획을 세우고 자원을 배분한다.
   ② 책임감 있게 행동하며 일을 올바르게 한다.
   ③ 통제를 위한 방법을 개발하고 목표 수행을 모니터링하며 교정활동을 한다.
   ④ 구성원과 조직목표를 의사소통하며 단결된 팀워크를 이끈다.

10. 다음의 사례에서 투입인력 및 시간과 비용을 고려해 직무분석을 시행하려고 할 때 선택할 수 있는 방법은?

   > 김지혜 간호사는 간호의 질 향상을 위한 품질개선 활동으로 간호부 근무자들의 직무분석을 담당하게 되었다. 현재 김지혜 간호사가 근무하는 병원 간호부에는 약 800명의 전문간호사, 간호사, 간호조무사 등 다양한 직종이 근무하고 있다. 현재 팀 내에서 직무분석 담당자는 김지혜 간호사를 포함하여 2명이며 3주 이내에 직무분석을 완료하려고 한다.

   ① 관찰법
   ② 면접법
   ③ 질문지법
   ④ 중요사건방법

11. 다음과 관련된 동기부여 이론으로 옳은 것은?

> • 개인은 여러 가능한 행동전략을 평가하여 가장 중요한 결과를 가져오리라고 믿어지는 행동전략을 선택한다는 것
> • 개인에게 동기를 부여하는 데 최선의 방법이 있다고 보는 내용이론과는 달리 각 사람에 따라 반응이 다르다는 입장

① 브룸의 기대이론
② 아담스의 공정성 이론
③ 아지리스의 성숙 미성숙 이론
④ 로크의 목표설정이론

12. 간호간병통합서비스 병동에 대한 설명으로 옳지 않은 것은?

① 입원은 간호간병통합서비스 병동 이용에 동의한 환자를 대상으로 하며, 환자 상태의 중증도와 질병군의 제한은 없다.
② 병동 입원은 주치의가 환자의 신체적 · 정신적 · 사회적 측면의 제반사항을 판단하여 입실 여부를 결정한다.
③ 제공인력은 간호사, 간호조무사, 간병지원인력으로 구성한다.
④ 간호간병통합서비스 병동 입원료는 의학관리료와 병원관리료로 구성된다.

13. 균형성과표에 대한 설명으로 옳은 것은?

① 재무적 관점의 성과평가지표는 평균 재원일수, 이직률이다.
② 내부 업무프로세스 관점의 성과평가지표는 간호업무수행, 간호사의 능력 및 태도이다.
③ 학습과 성장관점 성과평가지표는 투약오류 발생률, 병동 내 업무개선 건수이다.
④ 고객관점 성과평가지표는 간호의 질 평가이다.

14. 간호사와 의사간 의견의 차이로 갈등이 빚어지자, 간호사는 현재 의견 차이를 보이는 문제가 사소하여 다른 문제해결이 더 급하고 또 노력에 비해 이득이 적다는 생각이 들었다. 이때 토마스와 킬만(Thomas & Kilman)의 갈등관리 유형 중 적합한 방법은?

① 간호사와 의사 둘 다의 문제의 본질을 정확히 파악하여 문제해결을 위한 통합적 대안을 도출해낸다.
② 간호사는 의사의 의견을 충족시켜주기 위해 자신의 의견을 포기한다.
③ 간호사 자신과 의사의 의견 둘 다 무시하고 그 갈등 현장을 떠난다.
④ 간호사와 의사 둘 다 서로의 입장을 상호 양보한다.

15. 다음의 사례와 관련 있는 간호계의 조직변화 유형은?

> 최근 모 대학병원에서 간호사 태움 문화로 인해 후배 간호사가 극단 선택을 함으로서 큰 사회적 이슈로 주목을 받고 있다. 이에 대해 간호계에서는 이미 오래전부터 이러한 악습이 간호사의 이직률을 높였고, 그로 인해 간호의 질 저하까지 야기한다고 하였다. 이에 대한간협은 바람직한 간호문화를 확립하기 위한 신규간호사 적응을 돕기 워크숍, 올바른 간호문화 세미나 등을 개최하여 사회적 요구에 부흥하는 노력을 기울이고 있다.

① 계획적 변화
② 사회화 변화
③ 상호작용적 변화
④ 기술 관료적 변화

16. 우리나라 의료기관 인증제도에 대한 설명으로 옳은 것은?

① 의료기관 인증제도는 순위를 정하는 상대평가이다.
② 2011년 1월 24일부터 의료기관의 자율신청에 의한 의료기관 인증제도를 시작하였다.
③ 의료기관인증위원회의 위원은 보건복지부차관이 임명하거나 위촉한다.
④ 보건복지부차관은 대통령령으로 정하는 바에 따라 의료기관 인증에 관한 업무를 의료기관평가인증원에 위탁할 수 있다.

17. 약품 보관 방법으로 옳은 것은?

① 백신, 좌약은 실온에 보관한다.
② 펜형 인슐린 개봉 사용 중에는 냉장 보관한다.
③ 고위험 약품 보관은 경구, 주사 등 제형별로 각각 분리하여 보관한다.
④ 차광이 필요한 고영양 수액제는 차광비닐, 차광함 등을 이용하여 차광 상태가 유지되도록 보관하고, 수액 주입 시에는 차광 비닐을 벗겨서 사용한다.

18. 도나베디안의 질 향상 활동 접근방법에 대한 설명으로 옳은 것은?

① 과정적 접근은 환자의 건강상태에 대한 간호결과의 정보를 제공하고, 그 변화를 객관적 수치로 평가함으로써 간호중재의 중요성과 간호생산성에 대한 비용－효과적인 측면도 측정할 수 있는 장점이 있다.
② 과정적 평가기준으로는 돌봄 기능과 환자와의 관계에서 비롯되는 관심, 열정, 인간존중, 대상자의 권리 존중 등이 포함 된다.
③ 결과적 평가는 수행표준이 완성되었는지 여부에 초점을 두는 직무 중심적 경향이 크다.
④ 결과적 접근은 나타난 결과를 바로 교정할 수 있고, 간호사가 환자에게 제공한 간호활동의 적합성과 과학적·기술적 수준인 간호의 전문성을 평가할 수 있는 장점이 있다.

19. 섬김 리더십의 특징으로 옳지 않은 것은?

① 구성원들을 무조건 섬기는 리더십으로 리더십에 대한 전통적 시각과 연관되는 시각을 제시하고 있다.
② 구성원의 존엄성과 가치를 존중하고 창조적인 역량을 일깨워주는 리더십이다.
③ 자신을 구성원에게 봉사하고 헌신하는 사람으로 인지하고, 구성원들이 성장할 때 보다 높은 목표를 달성할 수 있다고 보기 때문에 구성원의 성장을 최선을 다해 돕고 지원한다.
④ 미래를 예측하고 구성원에게 나아갈 방향을 제시해 주어야 한다.

20. 간호부서에서 개인과 조직의 목적을 달성하기 위하여 임파워먼트 전략을 지시하였다. 임파워먼트 내용으로 옳지 않은 것은?

① 조직에서 신속하게 의사결정을 하기 위해 집권화된 조직 형태를 유지한다.
② 자신이 담당하고 있는 일에 대해 스스로 의사결정권을 갖게 하여 통제감을 높인다.
③ 구성원들이 조직을 위해 중요한 일을 할 힘이나 능력이 있다는 확신을 심어준다.
④ 개인과 조직의 목적을 달성하는 데 있어 자신의 노력을 최대한 발휘하게 하고 직무 몰입을 극대화한다.

수고하셨습니다.
수험생 여러분들의 건승을 기원합니다.

제3회 모의고사 D-5

응시번호_____ 성명_____ 점수_____점

01. 조직관리의 민주화나 인간 존중에 많은 공헌을 하였으며, 비공식조직의 중요성을 강조한 이론과 관련된 것은?

① 조직 없는 인간이라는 비판을 받았다.
② '복잡인'이라는 인간의 모든 행위를 연구대상으로 삼고 있다
③ 인간행동을 보다 정교하고 체계적으로 연구하기 위해 심리학, 사회학, 인류학 등을 도입하여 과학적이고 종합적으로 인간행동을 분석하였다.
④ 이 이론에는 허즈버그의 2요인 이론, 매슬로우의 욕구단계 이론, 맥그리거의 X-Y이론 등이 포함된다.

02. 대방병원은 급변하는 현대사회에 적합한 관리이론을 적용하여 조직을 관리하려고 한다. 이를 위하여 가장 적합한 방법은?

① 수직적 의사소통과 엄격한 규칙과 절차를 통한 통제
② 인간행동에 영향을 미치는 요인에 관한 다양한 지식을 활용
③ 분권화, 수평적 의사소통, 부문 간 협력체계
④ 효율성 증진을 위하여 직무를 표준화하고 실무지침서를 개발 활용

03. 병동에서 목표관리법을 적용하고자 할 때 가장 우선적으로 해야 할 것은?

① 성과보고서를 작성하여 보고한다.
② 목표달성도를 관리자가 평가한다.
③ 과업 수행을 확인하고 필요하면 조정한다.
④ 관리자와 구성원이 합의하여 목표를 설정한다.

04. K병동 수간호사는 간호사들을 경제적 보상과 자아보상으로 동기부여 한다. 구성원 간 협동과 조정이 필요한 이 병동의 수간호사는 3원론적 관점의 어느 리더십 유형과 관련 있는가?

① 전제형
② 민주형
③ 성취지향형
④ 자유방임형

05. 다음은 어떤 조직 형태에 대한 설명인가?

- 명령통일의 원칙을 지킬 수 없는 조직이다. 이러한 특성상 불확실하거나 자주 변화하는 환경에 적절하다.
- 조직 운영에 있어서 숙련성이 요구된다.
- 부서 간 조정은 서면화나 온라인을 통해 이루어지며, 미팅 계획, 일정, 여러 위원회 등의 정보가 이에 포함된다.

① 직능 조직
② 매트릭스 조직
③ 위원회 조직
④ 라인-스태프 조직

06. 손익 계산서를 통하여 알 수 있는 주요 정보는?

① 최고경영자의 경영능력과 성과를 평가할 수 있다.
② 재무구조의 건전성을 알 수 있다.
③ 유동성과 단기 지급능력을 알 수 있다.
④ 보건의료기관을 확장하거나 새로운 프로젝트를 하는 것이 주는 재무적 부담을 예측하고 무리한 계획을 견제할 수 있다.

07. 대방병원은 최근 소아병동을 새로 오픈하면서 간호사를 채용하고자 한다. 필요한 1일 간호사의 수로 옳은 것은?

> • 1일 총 직접간호활동시간: 80시간
> • 1일 총 간접간호활동시간: 40시간
> • 간호사 1일 근무시간: 8시간
> • 간호사 기타 활동시간: 산정 제외

① 10명
② 15명
③ 20명
④ 25명

08. 간호관리체계모형에서 산출요소에 해당하는 것은?

① 직접 간호시간, 리더십, 갈등관리
② 간호사 이직률, 비용편익, 조직개발
③ 환자강도지표, 인력, 물자, 간호원가
④ 의사소통, 동기부여, 시간관리, 갈등관리

09. 직무수행평가 방법 중 중요사건 서술법을 정교하게 계량적으로 수정한 기법에 대한 설명으로 옳은 것은?

① 관대화경향이나 중심화경향을 제거할 수 있다는 장점이 있다
② 피평가자 수가 많을 때 서열법의 대안으로 쓰일 수 있다.
③ 피평가자의 수가 많으면 평가결과가 정규분포를 이룰 수 있다는 가정에 근거하고 있다.
④ 직무에 구체적인 척도를 사용하여 평가 시 주관성을 줄여나갈 수 있는 방법이다.

10. 직무수행 평가 시 유의사항으로 옳은 것은?

> ㉠ 평가자를 단수화하되, 직속상관이 일차 평가자로 평가를 담당하고, 1차 평가자의 평가를 우선 존중
> ㉡ 평가내용은 기대되는 수행표준이나 목표에 직접 적용되어 평가 시행 중에 결정된 것이어야 함
> ㉢ 평가는 약점에 대한 인식뿐 아니라 강점에 대한 내용도 포함되어야 함
> ㉣ 직원의 수행과 요구, 관심사에 대해 피드백이 이루어져야 함
> ㉤ 개인목표와 조직목표를 위한 기준간 적합성이 있어야 함

① ㉠, ㉡
② ㉢, ㉣, ㉤
③ ㉡, ㉢, ㉣, ㉤
④ ㉠, ㉡, ㉢, ㉣, ㉤

11. 경로 목표 이론에 대한 설명으로 옳은 것은?

① 리더는 목표를 명확히 하고 목표성취를 향한 경로를 분명히 하고 장애물을 제거해주고 지원한다.
② 과업 구조화가 높거나 단순 반복적인 과업일 때, 구성원이 자신감이 결여되어있을 때는 지시적 리더가 적합하다.
③ 과업의 구조화가 낮아 역할 모호성이 높고, 과업이 복잡하고 도전적일 때, 구성원이 성취욕구가 높을 때 지원적 리더가 적합하다.
④ 이 이론은 크게 리더십 유형과 구성원의 성숙도로 나뉜다.

12. 확인된 문제에 대해 해결안과 아이디어를 기록하여, 다른 사람에게 넘기면 그 사람이 그 내용을 보고 자신의 의견을 첨가해 새로운 아이디어를 구성하여 전체적으로 종합하여 문제를 해결하는 의사결정방법에 대한 설명이 옳은 것은?

① 유추법
② 델파이법
③ 명목집단기법
④ 집단노트기법

13. 영기준 예산의 설명으로 옳은 것은?

① 모든 예산의 분배를 일정한 기준에 의해 삭감하였다.
② 물가 상승과 소비자물가지수 등을 예산 산정 시 고려하였다.
③ 새로운 예산 책정을 위해 전년도 경비를 근거로 하였다.
④ 전 회계연도의 예산을 고려하지 않고 현재 적절한 예산을 책정하였다.

14. 다음은 어떤 서비스 특성에 대한 설명인가?

• 서비스 생산에 고객이 참여한다.
• 직접 판매만 가능하다.

① 가변성
② 이질성
③ 소멸성
④ 비분리성

15. 다음의 내용과 관련 있는 질 향상 활동방법은?

다음과 같은 상황에 활용할 수 있다.
• 지속적인 개선을 시도하고자 할 때
• 프로세스나 서비스, 산출물의 설계를 개선하거나 새로이 개발하고자 할 때
• 반복적인 업무 프로세스를 분명히 하고자 할 때
• 문제의 우선순위나 근본원인을 확인하기 위한 자료수집 및 분석을 계획할 때
• 어떤 변화를 적용할 때

① PDCA
② PERT
③ FMEA
④ 임상경로

16. 의사소통 네트워크 유형에 대한 설명으로 옳은 것은?

① 사슬형은 조직 내에 한 사람의 강력한 리더가 있고 구성원이 그 리더와 의사소통하는 2수준 위계의 형태로 권한의 집중이 높다.
② Y형은 여러 영업팀이 지역사무소장에게 보고하고 소장이 자신의 상관인 본부 부사장에게, 부사장은 다시 사장에게 보고하는 경우가 이에 해당된다.
③ 수레바퀴형은 상하수직적인 명령권한 관계를 따라 최고관리자에서부터 여러 명령권한 계층을 거쳐서 가장 하위 계층의 부하직원에게로 이동하거나 그 반대로 하위 계층에서 상위 계층으로 흘러가는 의사소통이다
④ 원형은 상황판단의 정확성이 높고, 복잡한 문제를 해결해야 하거나 창의적인 문제해결을 위해 브레인스토밍을 하는 경우에 적합하다.

17. 대방병원이 아래와 같은 지표로 병원의 성과를 측정하고 있다면, 이 성과 모니터링 방법과 관련있는 관리활동은?

> ㄱ. 직원 만족도, 직원 1인당 교육비와 직무교육 이수시간
> ㄴ. 병상가동율, 재원일수 단축율
> ㄷ. 고객만족도, 환자상담건수, 고객유지율

① 식스 시그마(6 sigma)
② 균형성과표(BSC)
③ 활동기준 원가계산(ABC)
④ 활동기준 경영관리(ABM)

18. 질 향상을 위한 평가에 대한 설명으로 옳은 것은?

> 의료를 제공하는 데 필요한 인적 · 물적 · 재정적 자원의 측면에서 각각의 항목이 표준에 부응하는지 여부를 평가한다. 대표적인 실례로 면허와 인증제도가 있다.

① 동시평가
② 과정적 접근평가
③ 구조적 접근평가
④ 결과적 접근평가

19. 의료현장에서 준수해야 하는 법적 의무에 대한 설명으로 옳은 것은?

① 간호사가 낙상을 회피시키지는 못했으나 낙상가능성에 대한 예견의무를 다했다면 주의의무를 다한 것으로 본다.
② 일회용 의료기기 재사용 금지를 위반하면 무조건 면허 취소이다.
③ 간호사가 의사의 처방된 약물용량이 허용용량을 초과했음을 발견하고 이 사실을 알려 수정되었다면 이는 확인의무를 다한 것이다.
④ 간호사가 발급받은 면허증을 다른 사람에게 빌려주면 면허자격이 정지된다.

20. 대방병원 응급실에 인근 지역에서 발생한 70중 추돌 대형 교통사고로 갑자기 수십 명의 환자가 밀려 들었다. 응급실 김지혜 수간호사는 기존의 간호사들에게 간호전달체계를 변경하여 간호업무를 수행하도록 지시하였다. 변경된 간호전달체계는?

① 팀간호
② 기능적 분담법
③ 일차간호방법
④ 사례방법

> 수고하셨습니다.
> 수험생 여러분들의 건승을 기원합니다.

응시번호 _____ 성명 _____ 점수 _____ 점

01. 다음에 해당하는 것은?

> 구성원에게 자기가 담당하는 직무에 관하여 직접적으로 계획, 조직, 통제할 수 있는 기회를 부여해 주는 것을 말한다. 구성원은 작업의 진행절차, 작업 방법, 품질통제 등에 대하여 비교적 많이 참여하고 의사결정할 수 있는 기회를 가진다.

① 직무단순화
② 직무순환
③ 직무확대
④ 직무충실화

02. 관리의 성과는 효율성과 효과성의 두 가지 측면에서 측정할 수 있다. 다음 중 효과성에 대한 설명이 옳지 않은 것은?

① 결과가 바람직한 가치에 부합하는지와 관련된다.
② 설정된 목표에 대해 달성된 목표의 비율로 나타낼 수 있다.
③ 목적, 결과, 대상, 대내지향적인 것, 단기적인 측정치와 관련된다.
④ 조직과 그것을 둘러싼 환경간의 관계의 질을 측정하는 개념을 의미한다.

03. 기획의 원칙에 대한 설명으로 옳은 것은?

> 가. 목적부합의 원칙: 반드시 수립한 목적이 있어야 하고, 그에 부합되는 목표와 기획을 수립해야 함
> 나. 탄력성 원칙: 수집된 정보의 질과 양, 예측기술이 정확해야 안정성이 높음
> 다. 경제성의 원칙: 현재의 사용 가능한 자원을 최소한 활용하고, 새로운 자원은 최대화해야 함
> 라. 계층화 원칙: 파생기획이 건실할수록 기본기획의 실효성이 커짐
> 마. 구체성의 원칙: 기획은 최대한 명료하고 자세하게 표현되어 이해하기 쉬워야 함

① 가, 나
② 가, 라
③ 가, 라, 마
④ 나, 다, 라, 마

04. B 병동은 MBO 방식으로 관리하고 있으며, 단위 관리자가 목표설정이 올바른지 점검하고 있다. 그 점검항목으로 옳지 않은 것은?

① 달성기준을 수량으로 표시했는가?
② 실천적인 수단과 방법을 설정했는가?
③ 기획의 기술적 측면과 인간적 측면을 동시에 고려했는가?
④ 기대되는 과정적 측면에서 각자의 주요 책임분야를 규정했는가?

05. 스키너의 강화이론에서 부정적 강화 방법으로 옳은 것은?

① 지각한 간호사를 수간호사가 불러 크게 야단을 친다.
② 친절한 간호사 선발하여 인터넷에 개시한다.
③ 친절한 간호사의 야간 근무를 1개월 면제해 준다.
④ 지각한 간호사의 특근수당의 기회를 주지 않는다.

06. 다음에 해당하는 조직화의 원리는?

> 공동목적을 달성하기 위해 조직 구성원들의 행동을 통일시키고 집단의 노력을 질서있게 배열함으로써 조직의 존속과 효율화를 도모하는 것

① 명령통일의 원리
② 계층제의 원리
③ 통솔범위의 원리
④ 조정의 원리

07. 대방병원은 최근 조직구조를 개편하면서, 수직적 위계를 줄이고, 수평적으로 의사결정 권한을 부여했을 뿐만 아니라 직무의 표준화 정도를 낮추기로 했다. 이 조직구조가 적합한 상황은?

① 직능조직 같은 경우가 해당된다.
② 비분업적이고 복잡한 업무인 경우에 해당된다.
③ 안정된 환경으로 분업적이고 단순한 업무인 경우에 해당된다.
④ 능력이 많고 정보, 기술, 지식이 많은 관리자가 능력이 부족한 부하직원을 이끌어 조직목표를 달성해가는 경우에 해당된다.

08. 대방병원 간호부는 아래의 표를 활용하여 직무평가를 시행하고 있다. 이 직무평가방법에 대한 설명으로 옳은 것은?

요소	분류	점수
학력	고졸	10
	대졸	20
	석사	30
	박사	40
신체적 요소	신체적 노력이 거의 요구되지 않음	10
	신체적 노력이 약간 요구됨	20
	신체적 노력이 지속적으로 요구됨	30
	신체적 노력이 많이 요구됨	40
…	…	…

① 간단하고 용이한 정성적 접근방법으로, 평가자 몇 사람이 각 직무를 여러 번 반복해서 등급을 분류하는 과정을 거친다.
② 서열법을 더 발전시킨 정성적 평가방법으로 사전에 만들어 둔 여러 등급에 직무를 적절히 맞추어 넣는 과정을 거친다.
③ 직무의 상대적 차등을 명확하게 할 수 있어 평가 결과에 대한 이해와 신뢰를 얻을 수 있다.
④ 가장 핵심이 되는 몇 개의 기준직무를 선정하고 각 직무의 평가요소를 기준직무의 평가요소와 결부시켜 비교함으로써 모든 직무의 상대적 가치를 결정하는 방법이다.

09. 간호서비스 마케팅믹스 전략에 대한 설명이 옳지 않은 것은?

① 비급여항목을 급여항목으로 변경하여 가격을 낮추는 것은 가격전략이다.
② 야간진료, 온라인 상담, 24시간 상담콜 서비스 제공은 유통전략이다.
③ 당뇨·고혈압 관리 서비스 등 소비자의 요구를 맞춤형으로 충족할 수 있는 새로운 서비스를 개발하는 것은 촉진전략이다.
④ 재해 시 간호봉사단을 파견하여 봉사활동을 하는 것은 촉진전략이다.

10. 「마약류 관리에 관한 법률」로 옳지 않은 것은?

① 마약류취급의료업자는 마약 또는 향정신성의약품을 자신을 위하여 해당 마약 또는 향정신성의약품을 기재한 처방전을 발급할 수 있다.

② 마약류취급의료업자는 마약 또는 향정신성의약품을 기재한 처방전을 발급하는 경우에 식품의약품안전처장 및 통합정보센터의 장에게 투약내역의 제공을 요청하여 확인하여야 한다.

③ 마약류취급의료업자가 마약 또는 향정신성의약품을 기재한 처방전을 발급하는 경우 긴급한 사유가 있거나 오남용 우려가 없는 경우에는 식품의약품안전처장 및 통합정보센터의 장에게 투약내역의 제공을 요청하여 확인하지 않는다.

④ 마약류취급의료업자는 투약내역을 확인한 결과 마약 또는 향정신성의약품의 과다·중복 처방 등 오남용이 우려되는 경우에는 처방 또는 투약을 하지 아니할 수 있다.

11. 보상체계 중 결과 가치에 초점을 둔 기본급 제도에 해당하는 것은?

① 연공급과 직무급을 절충한 방식으로, 직무수행능력을 기준으로 결정한다.

② 보수의 형평성을 구현하고 직원을 동기부여 할 수 있으나, 평가자의 업무내용 파악이 부실하면 오류가 발생한다.

③ 직무 가치에 대한 객관적 평가기준 설정이 어려우나, 인건비 상승 우려가 상대적으로 적은 장점이 있다.

④ 구성원의 이동을 방지할 수 있으나 동기부여 효과가 미약하다.

12. 파스케일과 아토스, 피터스와 워터만은 조직문화의 구성요소를 7's라 정의하였다. 구성요소에 대한 설명으로 옳지 않은 것은?

① 전략(stretagy)

② 관리시스템(management system)

③ 지위(status)

④ 공유가치(shared value)

13. 허즈버그의 동기 위생이론에 대한 설명으로 옳지 않은 것은?

① 직무만족을 주는 동기요인은 일에 대한 성취감, 책임감, 인정받는 것, 자기계발, 업무 자체 등 내적인 요인으로 나타난다.

② 직무충실화는 책임감과 성취감 등을 높이는 방법으로 개인의 역량을 충분히 발휘하도록 자극함으로써 위생요인을 개선하여 만족을 높이려는 것이다.

③ 직무불만을 일으키는 위생요인은 급여, 복리후생, 회사의 정책과 행정, 동료나 상급자와의 인간관계, 작업조건, 직업의 안정성 등 외적인 요인이다.

④ 관리자는 위생 요인을 개선하여 직무 불만을 줄이고 생산성 감소를 막을 수 있지만, 더 나아가 만족요인을 높여야만 직무 수행과 성과를 지속적으로 향상시킬 수 있다.

14. 집단 의사결정의 문제점으로 옳지 않은 것은?

① 응집력이 높은 집단에서 구성원들 간의 합의에 의한 요구가 지나치게 커서 현실적인 다른 대안의 모색을 저해하는 경우
② 다수가 공유하는 틀린 생각 때문에 한 개인의 옳은 판단이 영향을 받는 경우
③ 결정에 대한 구성원의 이해와 수용도가 낮음
④ 더 간단하고 효과적인 대안이 있는데도 이를 모르고 어렵고 값비싼 대안을 선택하여 어처구니 없이 큰 대가를 치르는 경우

15. QA와 비교해서 TQM의 특징으로 옳은 것은?

① 환자 진료의 질 향상을 중점으로 환자에게 취해진 활동을 관리한다.
② 표준에 미달하는 소수의 사람들의 업무를 개선한다.
③ 문제의 발견과 해결이 목적이다.
④ 특별한 표준이 없고 지속적인 개선과 질 향상을 추구한다.

16. 올바른 퇴원계획의 장점으로 옳은 설명은?

가. 재입원 감소
나. 응급실 재방문율 증가
다. 자원낭비를 줄이고, 서비스의 중복을 줄임
라. 질병 재발생률 증가

① 가, 나, 다
② 가, 다
③ 나, 라
④ 라

17. Y론적 인간관으로 구성원이 자신의 목표를 설정, 수행, 자기 통제할 수 있는 능력을 소지한 것으로 보고, 조직구성원의 참여과정을 통하여 설정된 목표와 실제의 결과를 정기적으로 비교 통제하는 관리시스템에 대한 설명으로 옳은 것은?

① 임파워먼트
② 목표관리이론
③ 식스시그마
④ 멘토

18. 다음과 같은 과정으로 환자안전활동을 추진하고 있다면, 무슨 환자안전 접근방법을 적용하고 있는가?

ㄱ. 진료과정이나, 장비, 업무프로세스 내 가능한 오류 확인
ㄴ. 각각의 오류에 대한 영향과 결과를 사정하고 분석
ㄷ. 위험 우선순위를 정하고 개선활동 수행

① 스위스 치즈모형(Swiss cheese model)
② 하인리히 법칙(Heinrich's law)
③ 실패유형과 영향분석(FMEA)
④ 근본원인분석(RCA)

19. 환자에게 불필요한 위해를 주었거나 줄 수 있었던 사건이나 상황을 의미하는 것으로 옳은 것은?

① 환자안전사건
② 위해사건
③ 적신호사건
④ 근접오류

20. 다음에 해당하는 이론은?

대방병원 간호부의 김지혜 간호부장은 상하 명령체계에 따라서 공식적인 권한과 책임을 명확하게 정의하고, 구성원은 전문적인 능력과 평가 결과에 근거하여 선발하도록 하였다. 또한, 규칙을 명문화하고 표준화된 업무절차를 적용하도록 하였다.

① 관료제 이론
② 체계이론
③ 행정관리론
④ 과학적 관리론

수고하셨습니다.
수험생 여러분들의 건승을 기원합니다.

응시번호 _____ 성명 _____ 점수 _____ 점

01. 대방병원 간호부는 각 직위별 권한과 책임을 규정하고 규칙과 절차를 명확히 함으로서 간호부 조직을 관리하고 있다. 이러한 관리방법을 통해 얻을 수 있는 순기능은?

① 행정의 객관성을 확보한다.
② 과학적인 인력체계가 설정된다.
③ 전문성 향상으로 능률이 극대화된다.
④ 인간행위의 일반화와 객관화를 시도한다.

02. 목표관리가 성공적으로 수행되기 위한 기본여건에 해당하지 않는 것은?

① 분권화와 자율성이 확립되어 있어야 한다.
② 현대의 급변하는 유동적인 환경에서 적용한다.
③ 개인 간 단위부서 간 정기적인 의사소통과 피드백하는 시스템을 구축한다.
④ 올바른 목표가 설정되고, 최고관리자가 솔선하여 적극적으로 참여해야 한다.

03. 다음에 해당하는 간호전달체계는?

- 24시간 동안의 간호요구에 따른 책임과 권한을 갖고 환자간호를 실시하게 된다.
- 환자의 요구와 이에 맞추어진 계획에 따라 간호사는 계획을 서면화하여 수행하고 평가하게 된다.
- 이 방법은 간호사의 자율성, 권위, 책임성을 보다 증가시킨다.

① 사례관리   ② 사례방법
③ 일차간호방법   ④ 기능적 분담법

04. 최근 환경이 예측불허의 불확실성이 높아짐에 따라, 빨리 적응할 수 있는 보다 창조적이고 융통성 있는 관리가 강조되고 있다. 이러한 관리이론에 대한 설명으로 옳은 것은?

① 조직목표 달성을 중시한다.
② 복잡한 조직현상을 통합적으로 접근할 수 있는 틀을 제공한다.
③ 학습조직, 조직문화이론 등을 적용하고, 위험을 감수한다.
④ 조직과 상황간의 적합 부적합관계를 규명함으로서 조직의 효율성을 높인다.

05. 다음에 해당하는 조직구조의 유형은?

계층제의 원리, 명령통일의 원리에 충실한 조직으로 관리자의 명령과 지시는 직선으로 연결된 부하직원에게 전달되고 부하직원은 관리자의 통제를 받는다.

① 팀 조직
② 라인 조직
③ 위원회 조직
④ 매트릭스 조직

06. 간호서비스는 서비스의 내용, 과정 및 질이 일정하지 않은 특성이 있다. 이러한 서비스의 특성으로 인한 문제점의 해결전략이 아닌 것은?

① 서비스 제공과정을 세분화 체계화한다.
② 의료인력의 지속적인 역량을 개발한다.
③ 서비스 참여과정에 대상자의 참여를 격려한다.
④ 서비스의 표준을 설계하고 기계화를 강화한다.

07. 간호관리자가 조직의 목표를 설정하기 위해 일상적으로 활용해온 의사소통방법과 의사결정 방식을 완전히 변경하고자 한다면 이는 조직문화 구성요소 중 무엇과 관련 있는가?

① 전략
② 공유가치
③ 관리시스템
④ 리더십 스타일

08. 대방병원 간호부에 일어나고 있는 레빈(K. Lewin)의 조직변화 단계는?

대방병원 간호부에서는 최근 의료기술과 환경이 급변하는 사회 속에서 대상자의 요구를 더욱 잘 파악하여 양질의 간호를 제공하는 간호부가 되기 위해 김지혜 간호부장을 비롯하여 전체 간호사들이 함께 워크숍을 개최하고, 변화를 위해 구체적인 목적과 목표를 설정하여 추진계획을 수립하였다.

① 안정기(stabilizing)
② 해빙기(unfreezing)
③ 재결빙기(refreezing)
④ 변화기(moving)

09. 직무설계 방법 중 다음에 해당하는 것은?

장점은 책임과 자율성의 확대로 사기증진뿐 아니라 자기개발의 기회를 통해 성취감과 긍지를 높일 수 있다. 또한 직무내용과 직무환경을 조절하여 경제적 보상보다는 개인의 심리적 만족을 유도할 수 있도록 동기유발, 자아실현의 기회가 부여된다.

① 과학적 관리의 원리와 산업공학에 근거를 두고 있으며, 과업을 단순하고 반복적이고 표준적으로 설계한다.
② 직무범위를 넓힘으로서 구성원의 싫증을 해소하고 도전감을 증대한다.
③ 직무수행자 스스로 그 직무를 계획하고 통제하도록 위임하는 기법이다.
④ 어떤 직무가 어떤 사람에게 적합하고 어떤 방법으로 그 결과를 측정할 수 있는지를 고려한다.

10. 「의료법」에 대한 설명으로 옳지 않은 것은?

① 의료인은 환자가 아닌 다른 사람에게 환자에 관한 기록을 열람하게 하거나 그 사본을 내주는 등 내용을 확인할 수 있게 하여야 한다.
② 군인이었던 사람을 진료한 의료기관에 해당 진료에 관한 사항의 열람 또는 사본 교부를 요청하는 경우 「군인연금법」에 따라 국방부장관이 퇴직유족급여와 관련하여 요청하는 경우는 기록을 열람할 수 있게 하여야 한다.
③ 「군인 재해보상법」에 따라 국방부장관이 공무상 요양비, 장해급여 및 재해유족급여와 관련하여 요청하는 경우는 기록을 열람할 수 있게 하여야 한다.
④ 「군인사법」에 따라 중앙전공사상심사위원회가 전공사상 심사와 관련하여 전사자등을 진료한 의료기관에 대하여 해당 진료에 관한 사항의 열람 또는 사본 교부를 요청하는 경우는 기록을 열람할 수 있게 하여야 한다.

11. 대방병원 A병동의 간호사 직무분석을 하고자 한다. 다음에 해당하는 방법은?

> 장점은 중요사건을 측정할 수 있으며, 중요사건에서 효과적이었던 능력, 지식, 기술 등을 파악할 수 있다.

① 작업수행에 지장을 초래하거나 정신적 작업이나 장시간 소요작업은 적용할 수 없는 조사 방법이다.
② 단점은 분석자의 주관적 판단이나 직무수행자의 특성에 따른 오류가 개입될 가능성이 있다. 시간과 비용이 많이 소요되며, 익명성 유지에 어려움이 있다.
③ 단점은 합리적인 질문지 작성이 어려울 수 있으며, 질문에 대한 해석상의 차이로 오해가 발생할 수 있다.
④ 단점은 많은 시간과 노력이 필요하고, 직무요구를 완전히 포함하지 못할 수 있다.

12. B병동의 김지혜 수간호사는 허쉬와 블랜차드의 리더십이론에 근거하여 아래 유형의 리더십을 발휘함으로서 성과를 크게 향상시켰다. B병동의 상황은 어떠한가?

> • 아이디어를 간호사들과 함께 공유한다.
> • 인간관계를 중시하며, 간호사에 대한 경청, 칭찬, 피드백을 한다.
> • 의사결정에 간호사들을 많이 참여하게 한다.

① 신규간호사가 많지만, 모든 간호사가 간호를 책임지려는 의지가 높다.
② 독립적인 간호업무 수행이 가능하나, 업무에 대한 흥미가 없다.
③ 간호사들이 제 시간에 업무를 다 수행하지 못하면서도, 업무에 대해 수동적이다.
④ 간호사들이 높은 목표를 세울 수 있는 지식과 기술을 소지하고 있고 자발적으로 간호에 임한다.

13. 다음 리더십에 대한 설명으로 옳은 것은?

> • 이 리더십은 리더가 장기적 전망을 가지고 변화를 주도할 뿐 아니라 구성원이 기대 이상의 야심찬 목표를 세우고 이를 성취할 수 있도록 영향력을 미친다.
> • 리더는 구성원이 문제를 새로운 방식으로 바라보고 스스로 문제해결 방법을 찾고 도전하도록 격려한다.

① 셀프 리더십
② 감성 리더십
③ 변혁적 리더십
④ 거래적 리더십

14. 환자안전과 관련한 스위스 치즈모형에 대한 설명으로 가장 옳은 것은?

① 복잡한 조직에서의 단일한 최전방 오류가 위해를 야기하는 경우가 빈번하다.
② 인간의 행동을 바꾸는 것이 사람들이 일하는 조건을 바꾸는 것보다 더 중요하다.
③ 오류를 예방하기 위해 인적 오류를 개선하는 것이 시스템 결함을 개선하는 것보다 우선한다.
④ 잠재적 오류를 최소화하기 위해서는 여러 방어벽을 두어 시스템을 통한 오류 발생 가능성을 최소화해야 한다.

15. 다음의 내용을 이용하여 산정한 간호인력의 수는?

> 1. 환자분류별 인원수
>   1군 환자 50명, 2군 환자 70명, 3군 환자 40명, 4군 환자 30명
> 2. 환자분류별 일일 직접간호시간
>   1군 환자 1.5시간, 2군 환자 2시간, 3군 환자 3.2시간, 4군 환자 5시간
> 3. 일일 간접간호시간 1.3시간/인·일
> 4. 간호사 근무시간 8시간/일
> 5. 인력계수(간호사의 비번, 휴가, 휴무 등을 가정) = 1.6

① 42명
② 79명
③ 101명
④ 148명

16. C간호부는 낙상 예방을 위한 간호수행 프로세스를 개선하기 위해 아래의 질 향상활동을 지속적으로 수행할 계획이다. 사용하고 있는 질 향상 활동방법은?

> • 낙상예방 간호수행 프로세스의 문제점 진단 및 개선방법 결정
> • 계획된 개선방법의 시범 적용 및 변화 모니터링
> • 개선 프로세스의 수행결과 측정 및 비교 검토
> • 프로세스 결과 피드백, 계획 수정 및 확대 적용

① 린(lean)
② PDCA
③ DMAIC
④ 식스 시그마(6-sigma)

17. 기본급에 대한 설명으로 옳은 것은?

① 직능급은 인건비 상승 우려가 상대적으로 적은 장점이 있는 반면, 직무 가치에 대한 정확하고 객관적인 평가가 어렵다.

② 직무급에서는 직원의 근속년수가 길어짐에 따라 임금수준이 높아지므로 동일한 직무를 수행함에도 불구하고 오래된 조직에서는 부담해야 할 임금규모가 커지는 단점이 있다.

③ 직능급은 연공급과 직무급을 절충한 것으로 직능은 근속연수 및 직무유형과 관련이 높다. 직원들이 연공은 같지만 직능이 다른 경우 상이한 임금을 받으며, 역시 동일한 직무를 수행하더라도 보유하고 있는 직능이 상이할 경우 임금액은 달라진다.

④ 직능급은 직원이 달성한 성과의 크기, 즉 조직 기여도를 기준으로 임금액을 결정하는 제도이다. 개인의 성과에 따라 임금액이 매월 달라지는 변동급이다.

18. 「의료법」 제58조의3 의료기관 인증기준에 포함되어야 할 사항이 아닌 것은?

① 환자 만족도
② 보호자의 권리와 안전
③ 의료서비스의 제공과정 및 성과
④ 의료기관의 의료서비스 질 향상 활동

19. 다음에서 나타난 갈등의 해결방안에 해당하는 것은?

> • 효과가 장기적이다.
> • 문제가 복잡할 때 효과적이다.
> • 적용하는 데 시간이 오래 걸릴 수 있다.
> • 서로 상반된 가치관을 가지고 있을 때는 비효과적일 수 있다.

① 협력형
② 수용형
③ 회피형
④ 타협형

20. A병원 소아과 병동에는 현재 로타바이러스, 백일해, 디프테리아, 수두 환아가 입원 중이며, 병동에는 한 개의 1인 격리실이 있다. 병원감염을 예방하기 위한 활동이 옳은 것은?

① 로타바이러스 감염 환아는 비말주의를 적용하여 관리한다.
② 1인 격리실에는 디프테리아 환아를 우선적으로 사용토록 한다.
③ 수두환아를 검사실로 이동시킬 경우에는 환아에게 N95 마스크를 착용시킨다.
④ 백일해 환아를 1m 이내에서 간호할 때 간호사는 외과용 마스크를 착용한다.

수고하셨습니다.
수험생 여러분들의 건승을 기원합니다.

제6회 모의고사 D-2

응시번호 _____ 성명 _____ 점수 _____점

01. 간호관리자의 역할 중 대인관계 역할을 나타낸 것은?

① 새로운 분야를 개척하여, 조직의 변화에 대한 정보를 바탕으로 사업을 추진한다.
② 물품공급업자, 조직 내에서 자원에 대한 교환, 노사협 정에 관한 동의 등이 포함된다.
③ 스케줄 문제, 장비 문제, 파업, 실패한 협상 건 및 생산성을 감소시키는 작업환경 문제를 다룬다.
④ 방문객 접대, 대외적으로 조직 대표, 그룹의 오찬 주관 등이다.

02. 다음과 관련된 서비스 특성은?

> 소비자는 서비스를 잘못 이해하거나 제공된 서비스에 대해 의문을 가질 수 있으며, 정보처리과정이나 상품 평가 시에도 어려움을 겪게 된다.

① 비분리성
② 소멸성
③ 무형성
④ 이질성

03. 고전적 관리이론에 대한 설명으로 옳지 않은 것은?

① 간호업무기준, 지침서, 간호실무표준 등 경험적 실무를 과학적 실무로 전환시켜준 관리이론은 과학적 관리론이다.
② 규칙과 절차에 치우치게 되면 조직이 경직되고, 지나친 권위주의와 특권주의, 문서주의가 강조되는 관리이론은 행정관리론이다.
③ 관리의 효율성, 생산성 향상에 크게 기여한 이론은 과학적 관리론이다.
④ 규정과 규칙을 구체화함으로써 행정의 객관성을 확보한 이론은 관료제 이론이다.

04. 직무설계 방법에 대한 설명으로 옳은 것은?

① 직무확대는 작업결과에 대한 책임부담이 적다.
② 직무순환은 직무내용과 직무환경을 조절하여 경제적 보상보다는 개인의 심리적 만족을 유도할 수 있도록 동기유발, 자아실현의 기회가 부여된다.
③ 직무충실화는 직업에 대한 만족을 느끼기 힘들며 보다 나은 직무수행의 기회가 적다.
④ 직무특성모형은 개인차를 고려하여 직무특성과 성과변수 사이의 관계를 제시한 실질적 직무설계로 평가받고 있다.

05. ERG이론으로 옳은 것은 무엇인가?

① 관계의 욕구는 매슬로우의 자아실현욕구가 해당된다.
② 성장의 욕구는 매슬로우의 생리적 욕구와 물리적 측면의 안전욕구에 해당된다.
③ 존재의 욕구는 개인적인 성장과 관련된 욕구이다.
④ 욕구가 좌절되면 하위욕구의 바램이 증가된다.

06. 질 보장과 비교하였을 때 총체적 질 관리에만 해당하는 내용으로 옳은 것은?

① 환자진료의 질 향상을 목표로 한다.
② 방법으로는 의무기록 감사가 있다.
③ 창의적 집단의사결정기법인 명목집단기법을 사용한다.
④ 중재 전후의 변화추이를 꺾은선 그래프를 통해 분석하였다.

07. 한국 간호사 윤리강령에 대한 설명으로 옳지 않은 것은?

① 제5차 개정에서 추가된 내용은 '정의와 신뢰의 증진'이다.

② 간호의 근본이념은 인간 생명을 존중하고 인권을 지키는 것이다

③ 간호사의 역할은 간호 대상자의 자기 결정권을 존중하고, 간호 대상자 스스로 건강을 증진하는 데 필요한 지식과 정보를 획득하여 최선의 결정을 할 수 있도록 돕는다.

④ 간호사의 책무는 인간 생명의 시작부터 삶과 죽음의 전 과정에서 간호 대상자의 건강을 증진하고. 질병을 예방하며, 건강을 회복하고, 고통이 경감되도록 돌보는 것이다.

08. 다음은 생명 윤리의 기본 원칙 중 무엇에 해당하는 설명인가?

전신마취하에 전폐절제술을 받은 김지혜님은 수술 후 의식이 점차 회복되면서 인공호흡기가 불편하다며 계속 빼달라고 요구했다. 간호사는 김지혜님의 인공호흡기가 대상자에게서 제거될 경우 호흡이 불안정해질 것을 알기 때문에 인공호흡기를 제거해주지 않았다.

① 정의의 원칙

② 선의의 간섭주의

③ 악행금지의 원칙

④ 자율성 존중의 원칙

09. 허쉬와 블랜차드가 제시한 상황모형에서 구성원과의 관계에 있어 관계지향이 낮고 업무지향이 낮을 때 적절한 리더의 유형은?

① 지시적 리더

② 설득적 리더

③ 위임적 리더

④ 참여적 리더

10. 다음의 설명은 직무관리 중 무엇에 해당되는 것인가?

• 직무의 특성에 대해 체계적으로 정리
• 직무개요, 근무조건, 직무명, 부서 등의 내용을 갖춤
• 직무 평가를 위한 자료로 활용

① 직무명세서

② 직무평가

③ 직무기술서

④ 직무설계

11. 다음 간호전달체계에 해당되는 것은?

> • 총체적 전인간호 가능
> • 간호대상자와 간호사 모두의 만족도 증가
> • 저임금의 보조인력 활용으로 비용효과적
> • 간호인력이 많이 소요
> • 리더의 리더십 역량이 낮을 경우 문제 발생
> • 팀 변경 시 업무파악을 위한 시간 소요

① 기능적 분담방법과 팀 간호방법의 단점을 극복하기 위해서 사례방법의 개념 일부를 사용하여 개발된 것이다.

② 전문요원과 비전문요원이 함께 팀을 이룬다는 점에서 팀 간호방법과 유사하며, 환자의 입원에서 퇴원, 추후 관리와 같은 문제로 재입원하게 되는 경우에 그 전에 담당했던 간호사가 항상 간호를 맡는 점에서는 일차 간호방법과 비슷하다.

③ 이 방법은 1950년대에 간호인력의 부족이 계속 됨에도 불구하고, 기능적 분담방법의 문제점으로 지적되었던 일관성 부족과 단편적인 간호를 보완하기 위한 방법으로 개발되었다

④ 기능이나 업무 중심의 할당 방법으로, 간호사, 조무사, 다른 보조인력 등이 많은 환자 집단을 대상으로 각자에게 분담된 고유 기능을 중심으로 간호를 수행하는 방법이다

12. 다음에 해당하는 보상체계는?

> • 심리적 안정을 가질 수 있다.
> • 조직에 대한 소속감을 가진다.
> • 보상체계의 운용이 쉽고 기준이 객관적이다
> • 작업의 난이도, 양과 질, 기여도를 충분히 고려하지 못하여 불만의 원인이 될 수 있다.
> • 변화를 피하고 소극적이며 종속적인 업무태도를 가질 수 있다.
> • 직원의 능력과 사기를 저하시킨다.

① 직무의 상대적 가치를 평가하여 직무 값을 산출하고 그것을 기준으로 급여를 산정하는 임금체계이다.

② 연공급과 직무급의 절충형태로 능력주의 요소와 연공주의 요소가 혼합되어 있다.

③ 직원이 일정 기간 동안 수행한 업무성과를 평가하여 그 평가결과에 따라 보수를 차등 지급하는 임금체계이다.

④ 근속연수를 기준으로 임금이 책정된다.

13. 다음의 집단적 의사결정 기법에 대한 설명으로 옳은 것은?

> 이 기법은 다음과 같은 특징이 있다.
> - 익명성: 응답자는 자신의 체면이 손상될 위험이 없으며, 이미 제시한 아이디어에 대해서도 자유로운 수정이나 변경이 가능하다.
> - 피드백에 의한 반복적인 과정: 자료수집 과정이 설문지에 의해서만 이루어지므로 대안의 선택이 표현에 의한 설득보다는 아이디어가 나타난 빈도수에 영향을 받게 된다.
> - 응답의 통계적 처리: 특정 응답자의 아이디어가 매우 좋을지라도, 그 영향력이 배제되어 단지 통계적 분석에 의한 평가만 이루어질 수 있다.

① 반복적인 브레인스토밍이라고도 할 수 있다.
② 아이디어 도출에 널리 사용되어 온 브레인스토밍 기법에 토의 및 투표 등의 요소를 결합시켜 만든 것이다.
③ '침묵', '독립적'이라는 의미를 내포하고 있으며, 구성원 상호 간의 의사소통이 이루어지는 것이 아니고 각자 독립적으로 타인의 영향을 받지 않는다는 장점이 있다.
④ 다양하고 가능한 한 많은 양의 아이디어를 모으는 데 중점을 두고 구성원들의 독창적인 아이디어를 자극하는 방법이다

14. 기획단계에서 나타나는 〈보기〉와 같은 일을 무엇이라 하는가?

> ── 〈보기〉 ──
> - 연가: 1년에 연 6회 휴가를 쓴다.
> - 병가: 본인이나 가족의 요양상 필요 시 쓴다. 연가로 대체 가능하다.

① 목표
② 정책
③ 절차
④ 규칙

15. A병원에서 직무수행평가의 오류를 방지하기 위해 다음과 같은 방법을 사용하고 있다면 어떤 오류를 방지하기에 적절한 방법인가?

등급요소	1등급 (10%)	2등급 (20%)	3등급 (40%)	4등급 (30%)
이해력				
문제해결능력				
적극성				

① 혼효과
② 논리적 착오
③ 규칙적 착오
④ 중심화 경향

16. 「의료법」제8조 결격사유 조항으로 옳지 않은 것은?

① 마약·대마·향정신성의약품 중독자는 의료인의 결격사유이다.
② 금고 이상의 형의 집행유예를 선고받고 그 유예기간이 지난 후 1년이 지나지 아니한 자는 의료인의 결격사유이다.
③ 금고 이상의 형의 선고유예를 받고 그 유예기간 중에 있는 자는 의료인의 결격사유이다.
④ 금고 이상의 실형을 선고받고 그 집행이 끝나거나 그 집행을 받지 아니하기로 확정된 후 5년이 지나지 아니한 자는 의료인의 결격사유이다.

17. 다음은 조직변화에 대한 저항관리 방법들이다. 이 방법이 적용되지 않는 경우는?

> ㄱ. 변화 필요성, 변화방법, 변화결과에 대한 교육과 설명회를 실시
> ㄴ. 새로운 기술을 훈련시키고 구성원에게 시간을 더 주고, 상담 등 정서적 지원을 제공
> ㄷ. 변화에 대한 의사결정과 실천과정에서 당사들을 참여시켜 의사소통, 정보전달, 사기증진, 협조심을 일으킴

① 구성원이 조직변화에 대한 부정확한 정보를 갖고 있을 때
② 변화에 저항할 상당한 힘을 가진 구성원이 변화를 거부할 때
③ 변화담당자는 변화에 필요한 모든 정보가 없고 대상자는 상당한 저항력이 있을 때
④ 구성원이 해야 하는 것은 알지만 어떻게 해야 하는지 모르는 조정문제가 있을 때

18. 다음과 같은 조직화의 원리에 대한 설명으로 옳지 않은 것은?

> • 지휘와 감독을 통한 조직질서 유지의 기능이 있지만, 환경변화에 신축성 있는 대응이 어려운 역기능이 있다.
> • 책임소재가 명백한 장점이 있지만, 환경변화에 신속하게 적응이 안 되는 단점이 있다.
> • 전문분야 간 갈등이나 분쟁의 신속한 해소를 위해 필요하고, 환경 요인의 변화가 심한 경우, 작업 간의 상호관련성이 높을 경우 필요하다.

① 계층제의 원리
② 명령통일의 원리
③ 분업 및 전문화의 원리
④ 조정의 원리

19. 통제과정에서의 관리활동으로 옳은 것은?

① 성과측정 단계에서는 계획과 수행 간의 차이를 관찰한다.
② 통제의 첫 단계에서는 계획된 목표가 성공적으로 달성되었는지 점검한다.
③ 성과비교 단계에서는 관찰, 구두보고, 서면보고를 통해 결과를 측정한다.
④ 개선활동 단계에서는, 목표가 성취되었을 때는 보상하고, 표준에서 크게 벗어난 상황에 대해서만 특별한 관심을 기울인다.

20. 직무평가 방법에 대한 설명으로 요소비교법에 해당하는 것은?

① 서열법보다 직무차이를 구체적으로 밝힐 수 있는 장점이 있으며, 광범위한 일반적 척도이므로 분석자에 따라 각기 다른 평가결과가 나타날 수 있는 단점이 있다.
② 등급을 신속하게 매길 수 있는 장점이 있으나 직무가 많을 경우 서열을 매기기가 불가능하다.
③ 직무에 지급되는 급료의 합리적 평가가 가능하고, 측정척도가 설정되면, 타 직무의 평가에 비교적 용이하게 이용이 가능한 장점이 있다.
④ 비교적 상대적 차이에 의한 신빙성을 제시하여 평가결과에 대한 이해와 신뢰가 가능한 장점이 있으며, 평가요소별 가중치 결정이 어려운 단점이 있다.

> 수고하셨습니다.
> 수험생 여러분들의 건승을 기원합니다.

응시번호 _____ 성명 _____ 점수 _____ 점

01. 「의료법 시행규칙」 제15조 진료기록부 등의 보존 조항으로 옳지 않은 것은?

① 처방전은 2년 보존하여야 한다.

② 진료기록부와 수술기록부는 10년 보존하여야 한다.

③ 환자 명부, 간호기록부, 방사선 사진 및 소견서는 5년 보존하여야 한다.

④ 검사내용 및 검사소견기록과 조산기록부는 3년 보존하여야 한다.

02. 진료비 지불제도에 대한 설명으로 옳은 것은?

① 행위별수가제는 상급병원으로 후송을 기피하는 단점이 있다.

② 포괄수가제는 과잉진료와 의료남용 우려가 있다.

③ 인두제는 예방보다는 치료에 치중하게 되는 단점이 있다.

④ 행위별수가제는 진료비의 청구심사, 지불심사의 간소한 장점이 있다.

03. 의료기관에서 예산기능의 이점으로 옳은 것은?

① 병원의 재무상태의 건전도를 파악할 수 있다.

② 계획의 실현가능성을 조기 확인할 수 있다.

③ 병원의 자금창출능력과 자금조달 필요성에 대한 정보를 제공한다.

④ 병원의 수입과 지출을 비교하여 순수익을 파악할 수 있고 미래 순이익 흐름을 예측할 수 있다.

04. 다음 사례를 앤소프(Ansoff)의 문제의 적용수준에 따른 의사결정 유형으로 분류한다면, 이 의사결정 유형에 해당하는 설명이 옳지 않은 것은?

> 대방종합병원은 향후 조직이 나아갈 방향을 설정하기 위해 전체 병동을 간호간병통합서비스 병동으로 변경하는 건에 대해 심사숙고하여 의사결정을 하려고 한다.

① 사전에 설정된 해결책이 없는 비정형적 의사결정이다.

② 조직의 외부환경과 관련된 문제에 대한 의사결정이다.

③ 자원을 조직하는 과정에서 자원의 조달 개발에 대한 의사결정이다.

④ 전략적이고 장기지향적인 선택으로 주로 상층관리자가 수행한다.

05. 의사결정나무에 대한 설명으로 옳지 않은 것은?

① 의사결정나무는 장기 기획이나 의사결정에 적절하다.

② 최소 2개 이상의 대안들로 시작하며, 각 대안별로 발생할 수 있는 사건과 예상되는 결과를 제시한다.

③ 의사결정자가 선택할 수 있는 대안과 그에 따른 결과를 나뭇가지 모양으로 나타낸 도표를 말한다.

④ 관리자는 의사결정나무를 사용하여 특정한 문제에 대하여 가능한 대안, 결과, 위험, 정보요구도 등을 확인할 수 있다.

06. 중대한 환자안전사고 의무보고 대상이 아닌 것은?

① 마취기계의 작동 미숙으로 마취제를 식약처 허가사항 내 최대용량을 초과하여 과다 투여함
② 인퓨전 펌프로 진정제를 지속 주입하던 중 air alram이 울려 수액세트에서 air 제거 후 clamp를 잠그지 않아 약물이 빠르게 과량 주입됨
③ 의사가 수면 내시경 시행 후 회복 중인 환자에게 마취제를 추가 투여한 후 유사 성행위를 시행함
④ 병실에서 입원한 환자가 자살시도하여 사망함

07. 대방병원 간호부 조직은 라인 조직에 프로젝트 조직이 완전히 통합된 형태의 조직구조 유형이다. 이러한 조직구조 유형에 대한 설명으로 옳지 않은 것은?

① 효율성과 유연성이 확보된다.
② 기능 간 상호의존성이 낮을 때 적용한다.
③ 급변환경에 신속히 대응할 수 있는 신축적인 조직구조이다.
④ 전문요원들의 능률적인 배분을 촉진한다.

08. 대방 간호부는 직위별로 직무내용이 무엇인지 알아내고, 그 직무에 어떤 사람이 채용되어야 하는지를 규명하고 있다. 이러한 관리활동을 하는 목적과 가장 거리가 먼 것은?

① 권한과 책임의 한계를 명확히 한다.
② 직무급 결정을 위한 기초자료를 제공한다.
③ 직원의 훈련 및 개발을 위한 기초자료를 제공한다.
④ 직무내용을 개인의 희망과 일치하도록 함으로서 직원을 동기부여한다.

09. 다음 내용과 관련된 것은?

ㄱ. 간호요구도에 따른 적정 간호인력 투입으로 질적 간호를 제공하기 위해 이용된다.
ㄴ. 간호비용분석과 예산수립에 필요한 정보를 제공한다.
ㄷ. 간호수가 차등화 및 간호의 질 평가에 필요한 정보를 제공한다.

① 직무평가
② 환자분류체계
③ 재무관리
④ 간호전달체계

10. 우리나라는 현재 많은 조직이 보상제도로 연봉제를 적용하고 있다. 그 장단점으로 옳지 않은 것은?

① 과감한 우수인재의 기용이 용이하나, 인건비 부담이 가중된다.
② 임금체계와 임금구조의 단순화로 임금관리가 용이하나, 평가기법 개발이 어렵다.
③ 참여적 노사문화를 실현하나, 선임자 우대원칙과의 갈등으로 조직의 전체적인 분위기가 저하될 수 있다.
④ 직원을 동기부여하여 지속적인 근무의욕이 가능하나, 능력평가의 객관성 공정성 문제시는 사기가 저하된다.

11. 「의료법」 제41조의2 교육전담간호사가 수행하는 직무에 대한 조항으로 옳지 않은 것은?

① 신규간호사등의 총괄 관리
② 신규간호사등의 교육과정 기획 · 운영 · 평가
③ 신규간호사등의 교육에 필요한 자원 확보 · 개발
④ 신규간호사등의 교육을 담당하는 인력의 관리 및 지도

12. 동기부여 이론 중 내용이론에 대한 내용으로 옳은 것은?

> ㄱ. 욕구단계이론, ERG이론
> ㄴ. 성취동기이론, 기대이론
> ㄷ. 인간의 행동을 유발하게 하는 인간의 욕구나 만족에 초점을 둔다.
> ㄹ. 욕구가 행동으로 변환되는 과정을 보여준다.

① ㄱ, ㄷ
② ㄴ, ㄹ
③ ㄱ, ㄴ, ㄷ
④ ㄴ, ㄷ, ㄹ

13. 간호조직의 환자안전 전략으로 가장 적절한 것은?

① 업무 프로세스의 표준화
② 경력자 중심의 채용 강화
③ 간호과정에 환자의 참여 제한
④ 특정 간호사에게 환자안전 책임 일임

14. 의료의 질을 구성하는 요소에 해당되지 않는 것은?

① 비용에 대한 상대적인 의료의 효과 또는 편익에 대한 적절성
② 필요한 서비스를 제공할 수 있는 여건의 구비 정도
③ 서비스가 시간적, 지리적, 경제적으로 상관성을 갖고 적절히 연결되는 정도
④ 보건의료의 분배와 주민혜택에서의 공정성을 결정하는 원칙에 대한 순응정도

15. 상황이론이 관리에 미친 영향으로 옳은 것은?

① 근로자의 작업에 대한 보상으로 경제적 유인을 사용하였다.
② 민주적 리더십의 중요성을 부각시키고, Y이론적 인간관을 확립하였다.
③ 의사결정 과정에의 참여기회 확대, 상황에 적합한 감독활동, 인간에 대한 긍정적 태도 및 관리훈련 등의 중요성을 일깨워 주었다.
④ 리더의 행동은 개인적 특성, 환경, 다양한 상황들의 상호작용 속에서 결정된다고 하였다.

16. 다음 5단계의 과정을 거치는 질 향상활동 방법에 대한 설명으로 옳은 것은?

> 1. 문제를 정의하고, 문제에 대한 기초설계를 한다.
> 2. 실제 문제를 추출하여 결함빈도가 어느 정도인지 파악한다.
> 3. 통계적 해석단계로 문제의 요인을 분석한다.
> 4. 문제요인을 실제로 개선한다.
> 5. 질 향상 활동을 평가하고, 계속적인 질 향상이 이루어지도록 관리한다.

① 지속적인 품질 개선을 위한 변화를 수행하는 과정모델로 Deming Cycle이라고도 한다.
② 모든 프로세스에 무결점을 지향하여 고객이 감동할 수 있는 수준까지 질을 향상하는 방법이다.
③ 기존에 설정된 기준 이상으로 지속적인 질 향상을 추구하는 방법이다.
④ 일정한 시간 틀 내에서 다학제적인 중재를 통합시킨 방법이다.

17. 교육프로그램 유형 중 다음에 해당하는 것은?

> 학습자들이 팀을 구성하여 각자 자신의 과제 또는 팀 전체가 공동의 과제를 퍼실리테이터와 함께 정해진 시점까지 해결하는 동시에 지식습득, 질문, 피드백 및 성찰을 통하여 과제의 내용 측면과 과제의 해결과정을 학습하는 방법이다.

① 액션러닝
② 역할연기법
③ 인바스켓 기법
④ 비즈니스 게임법

18. 다음에 해당하는 리더십 이론은?

> • 부하들이 스스로를 리드할 수 있게 이끄는 리더십을 말한다.
> • 진정한 리더십은 외부로부터가 아니라 부하들 내부의 자각(깨달음)에서 비롯된다는 인식이 리더십을 탄생시켰다.

① 셀프 리더십
② 슈퍼 리더십
③ 변혁적 리더십
④ 카리스마 리더십

19. 「의료법」 제24조의 2(의료행위에 관한 설명)에 제시된 설명의무 내용으로 옳은 것은?

① 환자에게 진단명, 수술 등의 필요성과 방법, 수술 등 전후 환자가 준수해야 할 사항, 참여하는 모든 의사의 성명 등을 설명해야 한다.
② 동의를 받은 사항 중 수술 등의 방법 및 내용, 수술 등에 참여한 주된 의사가 변경된 경우에는 변경사유와 내용을 환자에게 구두로 알려야 한다.
③ 설명 및 동의절차로 인하여 수술 등이 지체되면 환자의 생명이 위험하여지거나 심신상의 중대한 장애를 가져오는 경우에는 법정 대리인의 동의를 받는다.
④ 의사·치과의사·한의사는 사람의 생명 또는 신체에 중대한 위해를 발생하게 할 우려가 있는 수술, 수혈, 전신마취를 하는 경우 환자에게 설명하고 서면으로 그 동의를 받아야 한다.

20. 간호사를 배치할 때 능력을 발휘할 수 있는 영역을 제공하며, 그 일에 대해서 올바르게 평가하고 평가된 실력과 업적에 대해 만족할 수 있는 대우를 하는 원칙은?

① 능력주의
② 균형주의
③ 적재적소주의
④ 인재육성주의

> 수고하셨습니다.
> 수험생 여러분들의 건승을 기원합니다.

지혜롭게 막판정리

간호관리

최종모의고사

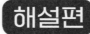

해설편

제1회 모의고사 (D - 7)

01	02	03	04	05	06	07	08	09	10
①	②	③	③	③	①	①	①	④	④

11	12	13	14	15	16	17	18	19	20
②	①	③	④	④	④	①	①	③	②

01 ①
과학적 관리론에 대한 설명이다.

바로알기
① 과학적 관리론
② 관료제이론
③ 행동과학론
④ 인간관계론

02 ②
시대적 구분에 의한 분류(D.Waldo)
- 고전적 조직이론(1880~1930년): 과학적 관리론, 행정관리론, 관료제이론
- 신고전적 조직이론(1940~1950년대): 인간관계론, 행동과학론, 의사결정론
- 현대적 조직이론(1960년대 이후): 경영관리이론, 체계이론, 상황이론, 카오스이론

03 ③
정책에 대한 설명이다.

바로알기
③은 절차에 대한 설명이다.

04 ③
항상오차란 평가자가 평가를 실시하는 상황에서 가치판단 상의 심리적 오류를 일으키는 것으로 평가에서 나타나는 일반적인 현상이다.
서열법은 일반적으로 평가가 용이하며 관대화 경향이나 중심화 경향과 같은 개인 간의 항상 오차(constant errors)를 제거할 수 있다는 장점이 있다.

05 ③
과학적 관리론은 인간을 합리적, 경제적으로 보았고, 인간관계론은 인간을 사회적, 심리적으로 보았다.
과학적 관리론과 인간관계론의 비교
(1) **공통점**
- 외부환경의 무시
- 생산·능률 향상 강조
- 관리층을 위한 연구
- 조직목표와 개인목표의 양립·조화 가능성 인정
- 인간행동의 피동성 및 동기부여의 외재성 중시
- 직무수행 동기로서의 욕구충족

(2) **차이점**

과학적 관리론	인간관계론
• 공식적 조직구조를 강조	• 비공식적 조직구조를 강조
• 인간을 기계화함	• 인간을 감성적 존재로 인식
• 합리적·경제적 인간	• 사회적·심리적 인간
• 경제적 자극(물질적 자극)	• 비경제적·인간적 자극
• 시간·동작 연구	• 호손실험
• 1930년대 이전부터 강조	• 1930년대 이후 강조(~1950)
• 과학적 원리 강조	• 보편적 원리에 치중하지 않음

06 ①
상대가치수가제도에서, 행위별 상대가치의 측정기준이다.

바로알기
② 포괄수가제
③ 신포괄수가제
④ 포괄수가제

07 ①
'라'는 거래적 리더십에 대한 설명이다.

08 ①
바로알기
② 관리자의 경험을 근거로 주관적으로 간호요원 종류와 수를 결정하는 방법 → 서술적 방법
③ 환자 유형에 따른 간호표준을 기술하며 이 간호표준에 따라 정해진 업무수행의 빈도, 난이도를 기초로 간호 인력 수를 결정하는 방법 → 관리공학적 방법
④ 간호의 질, 환자 수와 유형, 병원수용능력, 병원예산 등 종합적 자료에 근거하여 인력을 산정 → 관리공학적 방법

09 ④
분권화의 장단점이다.

10 ④
A병동은 직무수행자 스스로 직무를 계획하고 통제하도록 위임하는 직무충실화가 적합하고, B병동은 새로운 지식과 기술의 습득과 함께 직무를 조직 전체의 관점에서 생각할 수 있는 직무순환이 적합하다.

11 ②

① 지시적 리더십

- 과업구조가 모호할 경우, 복잡한 과업
- 조직이 비상상황, 시간이 촉박한 상황
- 부하가 리더에게 복종적이고 의존적인 경우, 외적통제위, 능력 부족, 높은 안전 욕구
- 리더가 강력한 직위 권한을 가지고 있는 경우 효과적

② 지원적 리더십

- 과업이 구조화되어 있는 경우
- 반복적 과업, 스트레스, 좌절을 유발하는 과업
- 공식적 권한체계가 명확하고 관료적인 경우, 부하가 높은 사회적 욕구(소속욕구, 존경욕구)를 지니고 있을 때, 부하가 자신감 결여, 실패에 대한 두려움.
- 부하들 간에 상호작용이 필요한 경우 효과적

③ 위임적 리더십

- 상황대응 리더십 이론 – 허쉬와 블랜차드

④ 성취지향적 리더십

- 참여적 리더십의 경우와 유사한 상황에 효과적(수문사)
- 부하의 높은 능력, 높은 성취욕구(현문사)
- 비도전적이고, 반복적인 과업(현문사)

12 ①

직무분석 방법에 평가요소별로 분류하는 방법은 없으며, 직무를 평가요소별로 분류하여 화폐금액으로 표시하는 방법은 '직무평가' 방법 중 요소비교법이다.

바로알기
② 작업표본방법
③ 설문지법
④ 중요사건방법

13 ③

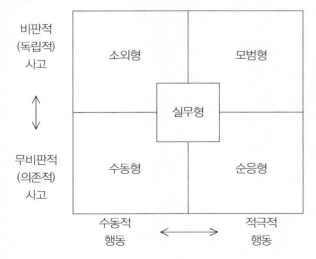

모범형	• 스스로 생각하고 알아서 행동하는 유형 • 주변사람에게 본보기가 되고, 혁신적, 독창적이고 리더에게 건설적 비판을 함
실무형	• 리더를 비판하지 않고 리더가 지시하는 일은 잘 수행지만, 그 이상의 모험은 하지 않음 • 가장 많은 유형으로, 리더와의 대립을 가급적 피하고, 실패했을 때를 대비해서 해명자료를 준비
순응형	• 독립적/비판적인 사고 미흡하여 리더의 판단에 의존하고 리더의 권위에 순종하지만 열심히 참여 • 권위적 리더는 권력욕 충족을 위해 예스맨 스타일의 순응형을 선호
소외형	• 독립적이고 비판적인 사고를 하지만 적극적으로 역할수행을 하지 않음 • 리더를 비판하면서도 스스로 노력을 하지 않거나 불만스러운 침묵으로 일관하는 태도
수동형	• 깊이 생각도 하지 않고 열심히 참여하지 않는 유형 • 책임감이 결여되고, 솔선하지 않고, 지시받지 않으면 행동하지 않음

바로알기
① 구성원의 가치, 신념, 욕구체계를 변화시켜 조직의 성과를 제고한다. → 변혁적 리더십
② 구성원들이 자기 스스로를 리드할 수 있는 역량과 기술을 갖도록 하는 것이다. → 슈퍼 리더십
④ 구성요소가 경청, 공감, 치유, 자각, 설득, 비전 제시, 예측력, 청지기 정신, 구성원의 성장에 대한 헌신, 공동체 구축이다. → 섬김 리더십

14 ④

바로알기
① 일반적이고 보편적인 상황에 맞게 설계되어야 한다. → 특수 상황에 맞게 설계
② 실재적 차이는 신속히 보고되어야 하지만, 잠재적 차이는 시간을 두고 봐야한다. → 잠재적, 실제적 차이는 신속히 보고되어야 함
③ 작업의 후기에 중점적으로 통제를 한다. → 작업의 초기와 각 중요시점에 모니터링 체계를 가동

통제의 원칙
(1) 특수상황에 맞게 설계되어야 하며 활동 상태를 반영함
(2) 작업의 초기와 각 중요시점에 모니터링 체계를 가동함
(3) 융통성 있는 대안이 마련되어 유연한 통제가 되어야 함
(4) 잠재적, 실제적 차이는 시정조치가 취해질 수 있도록 신속히 보고되어야 함
(5) 조직문화에 알맞은 체계여야 함
(6) 경제적이면서, 미래지향적이어야 함
(7) 업무의 책임소재를 확인하고, 교정행동이 가능해야 함
(8) 이해가능한 통제여야 함: 관련자들이 통제이유, 통제방법, 수치의 의미, 결과활용 용도를 이해
(9) 객관적이고 정확한 통제기준을 마련하여 목적적이어야 함
(10) 계획을 반영해야 함: 계획에 따라 적절한 통제시스템을 사용해야 함

15 ④

ERG이론에 의하면 성장욕구를 충족하지 못한 상태이며, 성장욕구를 충족시켜주거나 좌절 – 퇴행된 관계욕구를 충족시켜 주는 방법이 있다.

바로알기
① 관계욕구를 충족하는 방법
② 매슬로우의 욕구단계에 해당
③ 성장욕구를 충족하는 방법

16 ④

동기요인을 묻고 있으며, 이는 직무내용으로 ④가 해당된다. 동기요인에는 이외에도 성취감, 인정, 책임감, 도전, 승진 등이 포함된다.

바로알기
ㄱ, ㄴ, ㄷ은 직무환경적 요인으로, 위생요인이다.

17 ①

구조적 접근의 평가기준에 해당한다.

바로알기
②, ④ 결과적 접근   ③ 과정적 접근

18 ①

바로알기
② 일차간호방법
  • 한 명의 간호사가 4~5명의 환자를 병원 입원에서 퇴원까지 24시간 전체의 간호를 하는 방법
  • 이차 간호사들은 일차간호사가 세워 놓은 간호계획에 따라 간호를 수행
③ 모듈간호
  • 팀 간호의 변형, 팀간호의 축소형으로 24시간 간호를 지속하면서 자질이 다양한 인력을 효율적으로 활용하기 위함 (팀 간호방법 + 일차 간호방법)
  • 팀 간호를 용이하게 하기 위해 지리적으로 환자를 할당하여 간호인력을 보다 더 침상 곁에 가까이 있게 하고자 하면서 동시에 가능한 적은 인원의 팀을 구성하여 의사소통의 단계를 줄이고 직접 환자 간호시간을 늘여 질적 간호를 제공하고자 하는 방법
④ 팀간호
  • 팀 리더인 간호사와 보조 인력이 있으며, 보조 인력은 팀 리더 간호사의 지휘 아래 간호팀의 일원으로 활동(한 간호 · 단위를 3~4개 팀으로 나누어 운영, 한 팀당 5명 내외로 구성)

19 ③

기획은 목표설정과 의사결정이며, 문제해결이 되지 않더라도 의사결정 과정은 요구된다.

바로알기
① 계획은 How to do, 기획은 What to do이다.
② 결과는 정적인 개념이지만 과정은 동적인 개념이다.
④ 기획은 전문용어를 피하며 평이하게 작성한다.

20 ②

• 야간진료 운영 → 유통전략 (시간적 접근전략)
• 인터넷 진료 예약 → 유통전략 (시간적 접근전략)
• 주차장 설비 확충 → 유통전략 (물리적 접근전략)
• 24시간 상담콜 서비스 운영 → 유통전략 (시간적 접근전략)
• 중환자 가족 대기실 → 유통전략 (물리적 접근전략)

제2회 모의고사 (D-6)

01	02	03	04	05	06	07	08	09	10
①	①	④	③	③	①	②	④	④	③
11	12	13	14	15	16	17	18	19	20
①	④	①	③	②	②	③	②	①	①

01 ①

개방합리적 이론은 조직을 개방체계, 인간을 합리적 존재로 가정하며, 체계이론과 상황이론이 해당된다. 이 이론들은 조직환경의 중요성을 강조하지만, 조직이나 인간의 합리성 추구를 다시 강조함으로서 조직과 환경을 지나치게 실물적으로 보았다.

바로알기

가, 나: 개방-자연적 이론
라: 폐쇄-자연적 이론

02 ①

상황이론에 대한 설명이다.

바로알기

② 인간관계론
③ 행정관리론
④ 행동과학론

03 ④

업무의 통일성과 조직 전체의 일관성 유지를 위해서는 상위계층에서 모든 의사결정을 통합 조정하는 집권화를 적용해야 한다.

바로알기

①은 공식화를 낮추고, ②는 공식화를 적용하며, ③은 수평적 분화를 높인다.

04 ③

③을 제외하고 모두 권한위임이 높아지는 경우이다.

05 ③

근접착오(시간적 오류) 사례이며, 이외에도 고과기간을 단기로 변경하는 방법이 있다. ③의 블라인드 방식은 신상정보(성별, 연령, 출신학교, 출신지방 등)가 영향을 미치는 선입견에 의한 착오를 예방하기 위한 방법이다.

06 ①

경험적-합리적 전략은 사람을 합리적인 존재로 생각하고 자신에게 유리한 쪽으로 행동하는 존재로 가정한다. 이 전략에 의하면 사람들은 변화로 인해 어떤 이득을 가질 수 있을지 알 수 있고 확신할 수 있을 때 변화한다.

07 ②

병원 애플리케이션 개발은 유통전략, 주차장 요금 할인은 가격전략, 퇴원환자 추후관리 정보제공은 촉진전략이다.

08 ④

교육프로그램의 실시에 드는 비용은 교육프로그램을 이수하는 사람이 부담한다.

09 ④

구성원과 조직목표를 의사소통하며 비전과 목표를 이해시키고 그룹과정을 통해 단결된 팀워크를 이끄는 것은 리더에 해당한다.

10 ③

• **질문지법**: 많은 사람에게서 직무정보를 빠르게 획득할 수 있어, 시간소모가 적고, 가장 간단한 방법이다.

바로알기

① **관찰법**: 분석자의 주관이 개입될 수 있고, 시간과 노력이 많이 소모되며, 작업 방해 가능성이 있는 단점이 있다.
② **면접법**: 많은 시간과 경비를 필요로 하고, 면접자에 의한 정보 왜곡 가능성이 있는 단점이 있다.
④ **중요사건방법**: 많은 시간과 노력이 소요되고, 일상적 내용은 누락 가능한 단점이 있다.

11 ①

레빈의 장이론에 근거하여 작업 상황에 처음 체계적으로 기대이론을 도입한 것은 브룸이다.

기대이론

동기는 일을 원하는 정도(유인가)와 그 일을 성취해낼 수 있는 가능성의 정도(기대치)에 달려있으며, 동기부여란 여러 자발적인 행위들 가운데 사람들의 선택을 지배하는 과정으로 정의된다. 즉, 개인은 여러 가능한 행동전략을 평가하여 가장 중요한 결과를 가져오리라고 믿어지는 행동전략을 선택한다는 것이다. 개인에게 동기를 부여하는 데 최선의 방법이 있다고 보는 내용이론과는 달리 각 사람에 따라 반응이 다르다는 입장이며, 브룸은 5가지 변수가 동기행동의 중요한 요인이 된다고 보았다.

12 ④

간호간병통합서비스 병동 입원료는 입원관리료와 간호간병료로 구성된다.

• 입원관리료는 의학관리료, 병원관리료, 정책가산으로 구성됨
• 간호간병료는 간호간병료와 정책가산으로 구성됨

13 ①

바로알기
② 간호업무수행, 간호사의 능력 및 태도는 학습과 성장 관점의 성과평가지표이다.
③ 투약오류 발생률, 병동 내 업무개선 건수는 내부업무프로세스 관점의 성과평가지표이다.
④ 간호의 질 평가는 내부 업무프로세스 관점의 성과평가지표이다.
※ 출처: 2023 알기쉽고 현장감 있는 간호관리학, 현문사, p.47.

14 ③

문제가 사소하여 다른 문제의 해결이 더 급하거나, 노력에 비해 이득이 적다고 생각될 때는, 갈등을 피하는 것이 오히려 이득이 되는 경우로 '회피'가 적합하다.

바로알기
① 협력 ② 수용 ④ 타협

15 ②

• **사회화 변화**: 개인이나 집단이 그가 속한 사회 혹은 집단의 요구에 의해서 일어나는 변화로 이때 권력자의 생각이 반영되면 주입식 변화가 된다.

바로알기
① **계획적 변화**: 권력자와 피권력자 간의 공동목표 설정, 대등한 입장, 충분한 숙고에 의해서 일어나는 변화다.
③ **상호작용적 변화**: 권력자, 피권력자가 상호 대등한 입장에서 목표를 수립하지만 충분한 숙고 뒤에 일어나는 변화라기보다는 무의식중에 다른 사람의 의견을 쫓아서 일어나는 변화이다.
④ **기술 관료적 변화**: 자료를 수집, 해석함으로써 일어나는 변화로 변화가 일어나도록 자료 분석의 결과를 보고한다.

16 ②

바로알기
① 의료기관의 인증기준 충족 여부를 조사하는 절대평가의 성격을 가진 제도이다.
③ 「의료법」 제58조의2 제1항에 따른 의료기관인증위원회의 위원은 보건복지부장관이 임명하거나 위촉한다.
④ 보건복지부장관은 대통령령으로 정하는 바에 따라 의료기관 인증에 관한 업무를 의료기관평가인증원에 위탁할 수 있다.

17 ③

바로알기
① 4℃ 냉장보관을 한다.
② 개봉 사용 중에는 환자의 빈에 실온 보관할 수 있고, 유효기간은 28일이다.
④ 차광이 필요한 고영양 수액제는 수액 주입 시에도 차광이 유지되도록 한다.

18 ②

바로알기
① 결과적 접근은 환자의 건강상태에 대한 간호결과의 정보를 제공하고, 그 변화를 객관적 수치로 평가함으로써 간호중재의 중요성과 간호생산성에 대한 비용 – 효과적인 측면도 측정할 수 있는 장점이 있다.
③ 과정적 평가는 수행표준이 완성되었는지 여부에 초점을 두는 직무 중심적 경향이 크다.
④ 과정적 접근은 나타난 결과를 바로 교정할 수 있고, 간호사가 환자에게 제공한 간호활동의 적합성과 과학적 · 기술적 수준인 간호의 전문성을 평가할 수 있는 장점이 있다.

19 ①

무조건 섬기기만 하는 리더십이 아니며, 리더십에 대한 전통적 시각과 상반되는 독특한 시각을 제시하고 있다.

20 ①

간호에서 임파워먼트 전략은 분권화된 조직의 형태를 유지하여 하부에서 의사결정을 할 수 있도록 하며 권한을 실무자에게 이양하여 잠재능력 및 창의력을 최대한 발휘하도록 한다.

제3회 모의고사 (D−5)

01	02	03	04	05	06	07	08	09	10
①	③	④	②	②	①	②	②	④	②
11	12	13	14	15	16	17	18	19	20
①	④	④	④	①	②	②	③	③	②

01 ①
인간관계론에 대한 설명이다.

바로알기
②, ③, ④ 행동과학론이다.

02 ③
상황이론에서 급변하는 현대사회에는 유기적 체계가 적합하다.

바로알기
① 안정된 환경에 적합한 기계적 체계, ② 행동과학론, ④ 과학적 관리론으로, 상황을 고려하지 않은 이론들이다.

03 ④
목표관리과정은 목표설정, 목표수행, 성과측정 및 평가의 3단계로 이루어진다.
목표설정 단계(관리자와 구성원이 함께 목표 세우기) → 목표수행단계(목표과업 실행하기, 계획의 수정 보완) → 성과측정 및 평가단계(업적과 목표달성도를 관리자와 구성원이 함께 평가)

04 ②
민주형: 경제적 보상과 자아보상으로 동기부여를 시키고, 구성원 간 협동과 조정이 필요 시 유용하다.

바로알기
① **전제형**: 강제로 동기부여를 시키고, 위기상황에 유용하다.
③ **성취지향형**: 3원론적 관점에서 성취지향형은 없다.
④ **자유방임형**: 구성원의 요청 시 지지로 동기부여해주고, 구성원이 스스로 결정을 원하고 그만한 역량을 소지하고 있을 때 유용하다.

05 ②
매트릭스 조직은 2명의 상사를 가지고 있다. 그러므로 매트릭스 조직은 명령통일의 원칙을 지킬 수 없는 조직이라 할 수 있다

06 ①
②, ③, ④는 재무상태표를 통해 알 수 있는 정보이다.

07 ②
• 1일 총 간호업무량＝(1일총 직접간호활동시간＋1일 총 간접간호활동시간＋1일 총 개인시간)
• 1일 간호사 수＝1일 총 간호업무량 / 일 근무시간 ⇒ 120시간 / 8시간＝15명

08 ②
바로알기
① 리더십, 갈등관리는 과정요소
③ 환자강도지표, 인력, 물자는 투입요소
④ 의사소통, 동기부여, 시간관리, 갈등관리는 과정요소

09 ④
행태중심 평정척도법(BARS)은 피고과자의 행위나 업적에 대해 등급별로 구체적인 행동기준을 제공하는 방법이다. 중요사건 기록법을 계량적으로 수정한 기법으로 도표식 평정척도법＋중요사건 기록법이다.

바로알기
①, ②, ③은 강제배분법이다.

10 ②
바로알기
㉠ 평가자를 복수화 해야 한다.
㉡ 평가 시행 전에, 또는 사전에 결정된 것이어야 한다.

11 ①
경로목표이론에서 리더의 역할이다.

바로알기
② 지원적 리더가 적합하다.
③ 성취지향적 리더가 적합하다.
④ 허쉬와 블랜차드의 상황적 리더십 이론이다.

12 ④
바로알기
① **유추법**: 창조적 사고의 기술로서 유사를 사용하여 새로운 아이디어를 얻는 방법으로 하나의 상황을 다른 상황과 비교하고 둘 사이의 유사성을 밝히는 과정에서 문제해결을 위한 새로운 아이디어가 떠오르는 기법이다.
② **델파이법**: 멀리 흩어져 있는 전문가들의 의견을 모아서(설문조사, 우편조사) 결정안을 만드는 시스템적인 방법이다.
③ **명목집단기법**: 의사결정이 진행되는 동안 구성원이 모이기는 하나 구두로 의사소통을 하지 못하게 하는 과정으로, 아이디어를 문서로 작성하여 제출하고, 토론 후 투표로 결정한다.

13 ④

바로알기
① ×
② 점진적 예산제
③ 점진적 예산제

14 ④

• **비분리성**: 생산과 소비가 동시에 일어남(생산되는 장소, 시간에 있어야 서비스를 받음)

바로알기
①, ② **가변성 = 이질성**: 서비스는 규격화 표준화가 어려움 → 서비스 수준이 시간, 장소에 따라 동일하지 않음. 즉 동일한 서비스라도 그 서비스를 누가, 언제, 어디서 제공하는가에 따라 서비스의 질과 성과가 다름
③ **소멸성**: 생산과 동시에 소멸되어 재고가 없음

15 ①

PDCA 사이클은 지속적인 품질 개선을 위한 변화를 수행하는 과정의 4단계 모델이다. 이 모델은 지속적인 개선과 학습을 위한 끝이 없는 "계획 – 시행 – 점검 – 실행(plan – do – check – act) 단계"의 반복적 순환과정을 논리적이고 과학적 방법으로 수행하는 것이다

16 ②

Y형은 거꾸로 세워보면 2명의 하위자가 상급관리자에게 보고하는 형태이며 그 상급관리자는 다시 명령권한 계층에 놓여있다. 수레바퀴형처럼 강력하지는 않지만 여전히 리더가 자신에게 보고를 하는 두 사람이나 집단 사이에 조정자 역할을 하면서 의사소통을 가능하게 한다.

바로알기
① 수레바퀴형
③ 사슬형
④ 완전연결형

17 ②

균형성과표(BSC)의 성과지표로, ㄱ은 학습과 성장관점, ㄴ은 내부 비즈니스 프로세스관점, ㄷ은 고객관점의 성과측정지표이다.

※ 재원일수 단축율은 재무적 관점, 내부 비즈니스 프로세스 관점 둘 다 해당될 수 있다. 이 내용은 책마다 다르다.

18 ③

• **구조적 접근평가**: 간호가 수행되는 환경, 구조나 사회적 수단 (간호전달체계 등)을 평가하는 것이다.

바로알기
① **동시평가**: 환자의 입원 중 혹은 간호행위 중에 평가하는 방법 이다.

② **과정적 접근평가**: 간호의 실제 수행, 즉 간호사가 환자와 상호작용하는 간호활동을 평가하는 것이다.
④ **결과적 접근평가**: 간호수행 후 나타난 환자의 건강상태의 변화 등 간호의 결과를 측정하는 것이다.

19 ③

다른 보건의료인의 행위가 실무표준행위에 위반되었는지를 관찰해야 하는 확인의무에 해당된다.

바로알기
① 낙상을 회피시켜야 하는 결과회피의무를 다하지 못했으므로 주의의무를 다하지 못했다.
② 일회용 의료기기 재사용 금지를 위반한 때는 자격정지에 해당하며, 일회용 의료기기 재사용 금지를 위반하여 사람의 생명 또는 신체에 중대한 위해를 발생하게 한 경우는 면허취소에 해당한다.
④ 의료인이 면허증을 다른 사람에게 빌려준 경우는 면허취소에 해당한다.

20 ②

• 기능적 분담법은 응급 시 혹은 재해 같은 단기간에 분업 전문화에 기초하여 간호 수행의 효율성을 높이기 위해 각 간호사가 일정한 업무를 담당하여 그 업무만을 효율적으로 수행하도록 하는 것이다.
• 기능적 분담법의 장점은 효율성이다. 각 간호사가 특정 업무만 수행하기 때문에 그 업무에 대한 일의 속도가 빨라지고, 간호인력이 적은 경우에도 단시간에 업무를 수행할 수 있다.

제4회 모의고사 (D-4)

01	02	03	04	05	06	07	08	09	10
④	③	②	④	③	④	②	③	③	①
11	12	13	14	15	16	17	18	19	20
②	③	②	③	④	②	②	③	①	①

01 ④

직무충실화에 대한 설명이다.

02 ③

효과성은 대외지향적인 것, 장기적인 측정치와 관련된 개념이다.

03 ②

가, 라. ○

바로알기

나. × → 안정성의 원칙에 대한 설명

다. ×

마. × → 구체성의 원칙이란 것은 없음

04 ④

MBO는 목표 설정 시, 기대되는 결과적 측면에서 각자의 책임분야를 규정해야 한다.

목표의 특성

(1) 조직 전체의 목표와 조화를 이루어야 한다.

(2) 기획의 기술적 측면과 인간적 측면을 동시에 고려해야 한다.

(3) 목표수행에 참여하는 사람들에 의해 공식화되고 수용되어야 한다.

(4) 누가, 무엇을, 어떻게, 언제, 어디서 수행될 업무인지, 자원에 소요되는 비용을 제시해야한다.

(5) 목표는 측정가능하고 관찰가능한 행동용어로 기술되어, 실제적으로 결과를 측정할 수 있어야 한다.

(6) 목표설정 전에 책임소재가 명확히 기술된 책무수단이 설정되어야 한다.

(7) 기대되는 결과의 측면에서 각자의 주요 책임분야를 규정한다.

(8) 목표는 관리자와 참여자간에 구두나 문서형식(공식화)으로 검토되어야 한다.

(9) 목표는 유연성이 있어야 한다. 즉, 목표가 유용하지 않은 경우 변화나 삭제가 가능해야 한다.

05 ③

부정적 강화는 해가 되는 것이나 불쾌한 것을 제거해줌으로써 보상해주는 것으로, 부정적 결과 제거이다. (밤 근무 수 감소, 꾸중 그침 등)

바로알기

① 처벌

② 긍정적 강화

④ 소거

06 ④

조정이란 '조직 내에서의 활동을 통일시켜 효율성을 도모하는 것'으로, 이 원리는 조직의 목표 달성을 위해 조직구성원의 개별적 노력을 통합함으로써 조직의 존속을 도모하는 기능이다.

07 ②

유기적 조직

바로알기

①, ③, ④ 기계적 조직

08 ③

점수법의 활용 사례이다.

바로알기

① 서열법 ② 직무등급법 ④ 요소비교법

09 ③

새로운 서비스를 개발하는 것은 제품 전략에 해당된다.

바로알기

② 시간적 접근성을 원활하게 하는 유통전략이다.

10 ①

마약류취급의료업자는 중독성·의존성을 현저하게 유발하여 신체적·정신적으로 중대한 위해를 끼칠 우려가 있는 총리령으로 정하는 마약 또는 향정신성의약품을 자신에게 투약하거나 자신을 위하여 해당 마약 또는 향정신성의약품을 기재한 처방전을 발급하여서는 아니 된다.(제20조 마약류 투약 등, 24. 2. 6 개정)

11 ②

보상체계 중 결과가치에 초점을 둔 것은 성과급이며, 평가방법 개발이 어려워 오류가 발생할 수 있다.

바로알기

① 직능급

③ 직무가치에 초점을 둔 직무급

④ 직원가치에 초점을 둔 연공급

12 ③

③ '지위(status)'라는 요소는 없다.

> 바로알기

① **전략(stretagy)**: 조직의 장기목적과 계획, 이를 달성하기 위한 자원분배 패턴을 포함
② **관리시스템(management system)**: 조직의 목적과 전략을 실제로 달성하는 데 적용되는 모든 제도 혹은 시스템(조직의 의사소통/의사결정/관리정보/목표설정/조정/통제 시스템 등)
④ **공유가치(shared value)**: 구성원 모두 공동으로 지닌 가치관으로, 이념 · 가치 · 기본목적 등 포함. 다른 구성요소에 지배적 영향을 미치는 핵심요소

13 ②

직무 재설계 방법에서 제시하는 직무확대와 직무순환은 다양한 일을 경험하게 하는 것으로 이는 위생요인을 개선하여 불만을 줄이려는 것인 반면, 직무충실화는 책임감과 성취감 등을 높이는 방법으로 개인의 역량을 충분히 발휘하도록 자극함으로써 동기요인을 개선하여 만족을 높이려는 것이다.
※ 출처: 알기쉽고 현장감 있는 간호관리학. 현문사. 2023. p.339.

14 ③

③ 결정에 대한 구성원의 이해와 수용도가 낮음 → 개인 의사결정의 단점

> 바로알기

① 집단사고
② 애쉬효과
④ 로스구이 현상

15 ④

> 바로알기

① 환자 진료의 질 향상을 중점으로 환자에게 취해진 활동을 관리한다. → 질 보장(QA)
  환자를 포함한 모든 고객에 대한 모든 서비스와 진료결과의 질을 개선하는 것을 목표로 진행과정의 개선을 위해 취해진 모든 활동을 관리한다. → 총제적 질 관리(TQM)
② 표준에 미달하는 소수의 사람들의 업무를 개선한다. → 질 보장(QA)
  소수의 미달부분이 아닌 모든 사람의 업무수행을 개선한다. → 총제적 질 관리(TQM)
③ 문제의 발견과 해결이 목적이다. → 질 보장(QA)
  문제가 확인되지 않더라도 지속적인 질 향상의 추구가 목적이다. → 총제적 질 관리(TQM)

16 ②

퇴원계획의 장점
• (가) 재입원 감소
• (나) 응급실 재방문율 증가(X) → 감소
• (다) 자원낭비를 줄이고, 서비스의 중복을 줄임
• (라) 질병 재발생률 증가(X) → 감소
• 질병의 재발, 재입원, 응급실 내원 감소, 체류기간 감소
• 건강관리 인력자원과 서비스의 중복을 줄임
• 환자가 추후 간호관리의 필요성에 동의
• 지역사회 자원의 활용을 도움

17 ②

> 바로알기

① **임파워먼트**: 조직의 활력을 조성하기 위해 권한이나 법적파워를 구성원들에게 배분하는 과정
③ **식스시그마**: 궁극적 목적으로 불량품 감소, 생산성 향상, 이익 창출, 고객 만족
④ **멘토**: 다양한 경험과 일정한 자격을 갖춘 멘토(mentor)가 멘티(mentee)의 경력개발을 돕는 제도

18 ③

프로세스 내에서 발생할 수 있는 여러 사건 유형을 찾아서 그 원인과 영향을 분석하여 우선 순위화하고, 개선계획을 실행하여 그 결과를 측정하는 접근방법인, 오류유형과 영향분석(FMEA)의 과정이다.

> 바로알기

① **스위스 치즈모형**: 여러 방어벽을 겹쳐 놓아 오류가 구멍을 통과할 가능성을 감소시키기 위해 노력해야한다.
② **하인리히 법칙**: 대형사고가 발생하기 전에 그와 관련된 수많은 경미한 사고와 징후들이 반드시 존재한다는 것을 밝힌 법칙 (1 : 29 : 300 법칙)
④ **근본원인분석(RCA)**: 사고가 일어난 후 위해사건이나 다른 중대사건에 잠재되어 있는 우연한 또는 원인이 되는 요인들을 찾아내는 구조화된 과정(후향적)

19 ①

> 바로알기

② **위해사건**: 환자가 가지고 있는 질병이 아닌 의학적인 처치에 의하여 발생한 모든 형태의 상해나 손상을 가져오는 사건
③ **적신호사건**: 사망 혹은 심각한 신체적, 정신적 손상과 관련된 예측되지 않은 사건의 발생과 이를 초래할 위험이 있는 사건
④ **근접오류**: 오류가 있었음에도 의료사고로 이어지지 않은 사건. 위기일발이라고도 함

20 ①

관료제 이론의 권한의 계층화, 공식적 선발, 공식적 규칙에 대한 설명이다.

제5회 모의고사 (D-3)

01	02	03	04	05	06	07	08	09	10
①	②	③	③	②	③	③	④	③	①
11	12	13	14	15	16	17	18	19	20
④	②	③	④	④	②	③	②	①	④

01 ①
관료제 이론을 적용하고 있다. 직위별 권한과 책임의 규정 및 규칙/절차의 명확화, 주관적인 판단에 맡김으로서 발생하는 불안정이 감소됨으로서 행정의 객관성을 확보한다.

바로알기
② 과학적 관리론의 '적정인 선발과 훈련'
③ 관료제이론의 '노동의 분화(과업의 분업화)'로 인한 순기능
④ 행태과학론

02 ②
목표관리는 목표수정에 신축성이 결여된다는 단점이 있어, 급변하는 불확실한 상황에서 적용하기는 곤란하다.

03 ③
일차간호사는 24시간 동안의 간호요구에 따른 책임과 권한을 갖고 환자간호를 실시하게 된다.

04 ③
카오스이론이다.

바로알기
① 목표달성보다는 생존을 중시한다.
② 체계이론
④ 상황이론

05 ②
• 라인 조직은 계층제의 원리, 명령통일의 원리에 충실한 조직으로 관리자의 명령과 지시는 직선으로 연결된 부하 직원에게 전달되고 부하직원은 관리자의 통제를 받는다.
• 라인 조직의 장점은 명령계통을 알 수 있으며, 책임과 권한이 명확하다. 또한 일의 추진력이 있으며 의사결정이 신속하다.

06 ③
서비스의 특성 중 이질성에 해당한다. ③은 '비분리성' 해결전략으로, 고객이 없으면 서비스 수행이 불가능하다는 문제점의 해결방법이다.

07 ③
조직문화의 구성요소 중 관리시스템을 변경하고자 한 것이다. 관리시스템은 조직 일상적인 운영과 과정에 관련된 의사소통, 의사결정, 관리 정보, 보상, 목표설정, 조정과 통제시스템 등을 포함한다.

08 ④
레빈의 이론에 따르면 조직의 변화는 해빙기 – 변화기 – 재결빙기로 구성된다.
• **해빙기**: 조직변화를 준비하는 단계로 구성원들이 변화의 필요성과 문제를 인식하고 문제해결을 통해 변화하고자 동기를 갖는 단계이다.
• **변화기**: 변화를 위해 구체적으로 대안을 탐색하고 목적과 목표를 설정하여 이를 어떻게 달성할 것인지에 대해 결정하고 선택된 대안을 실천하는 단계이다. 따라서 워크숍을 개최하고 변화하기 위한 목적과 목표를 설정하고 추진계획을 수립하였으므로 변화기에 진입한 상태이다.
• **재결빙기**: 마지막 변화단계로 변화가 조직에 정착되고 지속되는 단계이다.

09 ③
직무충실화이다.

바로알기
①은 직무단순화, ②는 직무확대, ④는 직무특성모형이다.

10 ①
「의료법」 제21조(기록 열람 등)

> [2023. 10. 31. 개정, 2024. 5. 1 시행]
> ① 환자는 의료인, 의료기관의 장 및 의료기관 종사자에게 본인에 관한 기록의 전부 또는 일부에 대하여 열람 또는 그 사본의 발급 등 내용의 확인을 요청할 수 있다. 이 경우 의료인, 의료기관의 장 및 의료기관 종사자는 정당한 사유가 없으면 이를 거부하여서는 아니 된다.
> ② 의료인, 의료기관의 장 및 의료기관 종사자는 환자가 아닌 다른 사람에게 환자에 관한 기록을 열람하게 하거나 그 사본을 내주는 등 내용을 확인할 수 있게 하여서는 아니 된다.

11 ④
중요사건방법이다.

바로알기
① 관찰법
② 면접법
③ 설문지법

12 ②

참여적 리더십이며, 능력은 있으나 동기가 약한 상황(M3)에 적합하다.

바로알기
①은 설득적 리더십(M2), ③은 지시적 리더십(M1), ④는 위임적 리더십(M4)이 적합하다.

13 ③

변혁적 리더십은 리더가 장기적 전망을 가지고 변화를 주도할 뿐 아니라 구성원이 기대 이상의 야심찬 목표를 세우고 이를 성취할 수 있도록 영향력을 미친다. 변혁적 리더십에서 리더는 구성원이 문제를 새로운 방식으로 바라보고 스스로 문제해결 방법을 찾고 도전하도록 격려한다. 반면, 거래적 리더십은 구성원들에게 규칙과 관례를 따르도록 요구하고 필요할 때 문제해결 방법을 알려준다.

감성 리더십(emotionally intelligent leadership)
- 리더의 감성지능, 즉 자기 인식, 자기 관리, 사회적 인식, 관계 관리역량을 특징으로 하는 리더십이다.
- 감성적 리더는 자신과 타인의 감성에 대한 이해를 바탕으로 인간관계를 효과적으로 관리하여 상대로부터 공감을 얻어내고 공감을 받은 구성원들이 최선을 다해 직무에 몰입함으로써 높은 성과를 가능하게 한다.

14 ④

스위스 치즈모형은 오류 발생 가능성을 줄이기 위해 개인적 접근보다는 시스템적 접근을 강조하며, 오류를 최소화하기 위해서는 여러 방어벽을 두어 오류 발생 가능성을 최소화해야 한다고 주장한다.

15 ④

적정간호인력
= (간호단위 총 직접간호시간 + 총 간접간호시간) / 8 × 1.6
= [(50 × 1.5 + 70 × 2 + 40 × 3.2 + 30 × 5) + (190 × 1.3)] / 8 × 1.6

16 ②

지속적인 품질개선을 위한 과정모델로, 계획 – 시행 – 점검 – 실행 단계를 거치는 PDCA이다.

17 ③

바로알기
① 직무급
② 연공급
④ 성과급

18 ②

「의료법」 제58조의3(의료기관 인증기준 및 방법 등)

① 의료기관 인증기준은 다음 각 호의 사항을 포함하여야 한다.
   1. 환자의 권리와 안전
   2. 의료기관의 의료서비스 질 향상 활동
   3. 의료서비스의 제공과정 및 성과
   4. 의료기관의 조직 · 인력관리 및 운영
   5. 환자 만족도
② 인증등급은 인증, 조건부인증 및 불인증으로 구분한다.
③ 인증의 유효기간은 4년으로 한다. 다만, 조건부인증의 경우에는 유효기간을 1년으로 한다.

19 ①

협력형의 장단점에 대한 설명이다.

바로알기
② 수용형은 자신의 이익보다 상대방의 이익을 존중하고 관계를 중시한다.
③ 회피형은 자신과 타인에 대한 배려가 모두 적다. 사소한 원인의 갈등이나 이익이 미약한 갈등에 적용할 수 있다.
④ 타협형은 일부는 얻지만, 일부는 양보하는 방식으로 모두 완전히 만족하지는 않는다.

20 ④

백일해는 비말주의로 1m 안에 있어야 할 경우는 외과용 마스크를 착용한다.

바로알기
① 로타바이러스 환아에게는 접촉주의를 적용한다.
② 1인 격리실에는 수두(공기주의 적용) 환아가 우선적이다.
③ 수두 환아를 이동시킬 경우에는 환아에게 외과용 마스크를 착용시킨다.

제6회 모의고사 (D-2)

01	02	03	04	05	06	07	08	09	10
④	③	②	④	④	④	①	②	③	③
11	12	13	14	15	16	17	18	19	20
③	④	①	②	④	②	②	③	④	③

01 ④

대인관계 역할(대표자, 지도자, 섭외자)은 ④의 대표자이다.

바로알기
① 기업가(의사결정자)
② 협상자(의사결정자)
③ 고충처리자(의사결정자)

02 ③

서비스의 무형성은 두 가지 차원으로 구분된다. 이는 소비자에 의해 만져질 수 없다는 물질적 무형성과 정신적으로 이해하거나 파악하기 힘들다는 정신적 무형성이다. 따라서 소비자는 서비스를 잘못 이해하거나 제공된 서비스에 대해 의문을 가질 수 있으며, 정보처리과정이나 상품 평가 시에도 어려움을 겪게 된다.

03 ②

행정관리론이 아닌, 관료제 이론에 대한 내용이다.

04 ④

바로알기
① 직무단순화
② 직무충실화
③ 직무단순화

05 ④

알더퍼의 ERG이론은 좌절-퇴행 요소가 추가된 것으로 욕구가 좌절되면 하위욕구의 바램이 증가된다.

바로알기
① 관계의 욕구는 매슬로우의 안전욕구의 일부, 소속 및 애정욕구, 존경욕구의 일부가 해당된다.
② 성장의 욕구는 매슬로우의 자아실현욕구나 존경욕구의 일부가 해당된다.
③ 존재의 욕구는 매슬로우의 생리적 욕구와 물리적 측면의 안전욕구가 해당된다.

06 ④

총제적 질 관리는 환자를 포함한 모든 고객에 대한 모든 서비스와 진료결과의 질을 개선하는 방법으로 지표와 모니터링을 통한 자료를 이용하고, 창의적 집단의사결정기법인 명목집단기법을 사용한다(질 보장도 사용할 수 있음). 흐름도, 체크리스트, 히스토그램, 런챠트, 관리도 등의 질분석 도구를 사용할 수 있다. ④는 런챠트에 대한 설명이다.

07 ①

'정의와 신뢰의 증진'은 제4차 개정 내용이고, 제5차 개정에 추가 내용은 '인간의 존엄성 보호'이다.

08 ②

선의의 간섭주의의 사례로 해로움을 피하고, 이익이 되기 위해 환자의 자율성을 간섭하고자 하는 행동, 선의의 간섭주의가 정당화 되기 위해서는 자율성의 조건, 해의 조건, 승인의 조건이 성립되어야 한다.

09 ③

③ 위임적 리더: 낮은 관계지향, 낮은 업무지향

바로알기
① 지시적 리더: 높은 업무지향, 낮은 관계지향
② 설득적 리더: 높은 업무지향, 높은 관계지향
④ 참여적 리더: 높은 관계지향, 낮은 업무지향

10 ③

직무기술서에 대한 설명이다. 인사관리의 기초가 되는 것으로 직무의 분류, 직무평가와 함께 직무분석의 중요한 자료이다. 직무명칭, 소속직군 및 직종, 직무의 내용, 직무수행에 필요한 원재료·설비·작업도구, 직무수행 방법 및 절차, 작업조건 등이 기록되며 직무에서 기대되는 결과와 직무수행 방법을 간단하게 설명해주는 역할을 한다.

11 ③

제시된 내용은 팀 간호의 장·단점이다.
팀 간호방법(team nursing method)은 다양한 간호인력이 팀을 구성하여 몇 명의 간호요원이 몇 명의 환자를 공동으로 간호하는 방법으로, 이 방법은 1950년대에 간호인력의 부족이 계속됨에도 불구하고, 기능적 분담방법의 문제점으로 지적되었던 일관성 부족과 단편적인 간호를 보완하기 위한 방법으로 개발되었다

바로알기
① 일차간호방법
② 모듈간호방법
④ 기능적 분담방법

12 ④

연공급의 장단점이다.

① 직무급
② 직능급
③ 성과급

13 ①

델파이 기법의 세 가지 특징이다.

②, ③ 명목집단 기법
④ 브레인스토밍

14 ②

정책(policy)
• 행동의 일반적 지침으로서 직원의 행동범위를 제약하거나 의사결정을 하기 위한 지침이다.
• 목적이 성취되는 방법과 목적의 성취를 위해 허용되는 행동의 범위와 경로를 명시하는 지침서이다.
예 복무규정, 복지정책 등

15 ④

직무수행평가 중 강제배분법으로 중심화, 관대화, 가혹화 경향이 우려되는 도표식 평점척도법의 문제점을 해결하기 위한 방법으로 대규모의 정규분포를 가정할 수 있는 집단에서 가능한 방법이다.

16 ②

금고 이상의 형의 집행유예를 선고받고 그 유예기간이 지난 후 2년이 지나지 아니한 자는 의료인의 결격사유이다.

17 ②

②는 '협상＋동의'가 적용되는 상황이다.

① ㄱ의 '교육＋의사소통'이 적합하다.
③ ㄷ의 '참여＋개입'이 적합하다.
④ ㄴ의 '촉진＋지원'이 적합하다.

18 ③

• 지휘와 감독을 통한 조직질서 유지의 기능이 있지만, 환경변화에 신축성 있는 대응이 어려운 역기능이 있다. → ① 계층제의 원리
• 책임소재가 명백한 장점이 있지만, 환경변화에 신속하게 적응이 안 되는 단점이 있다. → ② 명령통일의 원리
• 전문분야 간 갈등이나 분쟁의 신속한 해소를 위해 필요하고, 환경 요인의 변화가 심한 경우, 작업 간의 상호관련성이 높을 경우 필요하다. → ④ 조정의 원리

19 ④

① 성과비교 단계
②, ③ 성과측정 단계

20 ③

① 직무분류법은 서열법보다 직무차이를 구체적으로 밝힐 수 있는 장점이 있으며, 광범위한 일반적 척도이므로 분석자에 따라 각기 다른 평가결과가 나타날 수 있는 단점이 있다.
② 서열법은 등급을 신속하게 매길 수 있는 장점이 있으나 직무가 많을 경우 서열을 매기기가 불가능하다.
④ 점수법은 비교적 상대적 차이에 의한 신빙성을 제시하여 평가결과에 대한 이해와 신뢰가 가능한 장점이 있으며, 평가요소별 가중치 결정이 어려운 단점이 있다.

제7회 모의고사(드디어 마지막!)

01	02	03	04	05	06	07	08	09	10
④	①	②	③	①	④	②	④	②	①
11	12	13	14	15	16	17	18	19	20
①	①	①	③	④	②	①	②	④	①

01 ④
검사내용 및 검사소견기록, 조산기록부: 5년 보존하여야 한다.

02 ①
바로알기
②, ③ 행위별수가제의 단점이다.
④ 포괄수가제의 장점이다.

03 ②
예산을 짜 보아야 실제로 그 계획이 가능할지 알 수 있으므로, 계획의 실현가능성을 조기에 알려준다.

바로알기
① 대차대조표에 대한 설명이다.
③ 현금흐름표에 대한 설명이다.
④ 손익계산서가 제공하는 정보이다.

04 ③
조직의 나아갈 방향설정을 위한 중요한 사안에 대한 결정으로, 조직 전체에 영향을 미치는 전략적 의사결정이다.
③은 관리적(전술적) 의사결정으로, 주로 중간관리자가 수행한다.

05 ①
의사결정나무는 단기나 중기의 기획이나 의사결정에 적절하다.

06 ④
- 의료기관 내에서 환자가 낙상 혹은 자살, 자해로 사망하거나 심각한 신체적 정신적 손상이 발생한 경우는 자율보고 대상이다.
- 의무보고 대상 환자안전사고는 「환자안전법」 제14조제2항 각호에 따른 사고로 그밖의 환자안전사고는 자율보고 대상이다.

07 ②
대방병원 간호부 조직은 매트릭스 조직에 해당한다.
② 기능 간 상호의존성이 낮은 때는 직능 조직이 적합하다.

바로알기
① 라인 조직의 효율성과 프로젝트 조직의 유연성을 지닌다.
③ 매트릭스 조직은 프로젝트 팀으로 인해 환경변화에 신속한 대처가 가능하다.

④ 매트릭스 조직의 장점으로 전문요원들의 능률적인 배분을 촉진한다.

08 ④
직무분석 활동이며, ④는 직무설계에 해당한다.

09 ②
ㄱ. 환자들의 간호요구를 합리적으로 결정하여 간호의존도에 따른 적정 간호인력 산정 및 배치하기 위한 것은 환자분류체계이다.
ㄴ, ㄷ도 환자분류체계의 목적이다.

10 ①
연봉제는 능력주의이며, ①에서 인건비 부담이 가중되는 것은 연공급의 단점이다.

11 ①
신규간호사 등의 교육 총괄 및 관리

12 ①
ㄱ. 욕구단계이론, ERG이론 → 내용이론
ㄴ. 성취동기이론, 기대이론 → 기대이론은 과정이론
ㄷ. 인간의 행동을 유발하게 하는 인간의 욕구나 만족에 초점을 둔다. → 무엇이 동기를 불러일으키나 내용이론
ㄹ. 욕구가 행동으로 변환되는 과정을 보여준다. → 과정이론

13 ①
간호조직의 환자안전 전략으로는 업무 프로세스의 표준화, 권위와 무관하게 자유로운 의사소통이 이루어지는 문화 육성, 진료과정 및 간호과정에 환자 참여, 모든 구성원이 환자안전에 책임감을 가질 수 있도록 기대치 설정 등이 있다.

14 ③
'지속성(연속성)'은 경제적으로 연결되는 정도는 아니다.

바로알기
① 적정성   ② 가용성   ④ 형평성

15 ④
바로알기
① 과학적 관리론
② 인간관계론
③ 행태과학론이 관리에 미친 영향

16 ②

식스 시그마의 DMAIC(정의 – 측정 – 분석 – 개선 – 관리)과정으로, 통계적 척도를 사용하여 프로세스의 품질을 정량적으로 평가 개선하는 방법이다.

바로알기

① PDCA
③ 총체적 질관리(TQM)
④ 사례관리

17 ①

액션러닝

학습자들이 팀을 구성하여 각자 자신의 과제 또는 팀 전체가 공동의 과제를 러닝코치(퍼실리테이터)와 함께 정해진 시점까지 해결하는 동시에 지식습득, 질문, 피드백 및 성찰을 통하여 과제의 내용 측면과 과제의 해결과정을 학습하는 방법이다. 간호사들에게 자기주도적 학습기회를 제공하기 위해 간호현장의 문제를 학습과제로 삼아 문제해결 능력을 키워나갈 수 있도록 유도하고 있기 때문에 학습 결과가 실제 간호성과와 연결되기도 한다. 요약하면 액션러닝이란 배움(러닝)을 통해 축적한 지식과 기술을 실천(액션)을 통해 체득하는 방법이다.

18 ②

슈퍼 리더십은 부하들 스스로 내부로부터의 자각을 통해 자신을 리드하도록 하는 것이다

19 ④

바로알기

① 모든 의사가 아니라, 주된 의사이다.
② 환자에게 서면으로 알려야 한다.
③ 설명 및 동의를 받지 않아도 된다.

20 ①

바로알기

② **균형주의**: 인력배치에서 직원 개개인의 능력과 형편만 고려하는 것이 아니라 조직 전체의 상황을 함께 고려하여 균형과 형평성을 유지하는 것이다. 개인과 직무의 결합으로 조직유효성의 증가, 협동 증가, 직원의 사기 증가를 목적으로 한다.
③ **적재적소주의**: 개인이 소유하고 있는 능력과 성격 등의 면에서 최적의 직위에 배치하여 최고도의 능력을 발휘하게 하는 것
④ **인재육성주의**: 직원의 성취동기를 중시하는 인적자원 관리에서 직무를 통하여 직원을 성장시키고자 하는 원칙

( )년 ○○공무원 ○급 공개경쟁채용 필기시험 답안지

컴퓨터용 흑색싸인펜만 사용

(필적감정용 기재)
*아래 예시문을 옮겨 적으시오.
본인은 ○○○(응시자성명)임을 확인함

기 재 란

	본인 성명 기재
성명	
자필성명	
응시직렬	
응시지역	
시험장소	

생년월일

⓪①②③④⑤⑥⑦⑧⑨	⓪①②③④⑤⑥⑦⑧⑨	⓪①②	⓪①②③④⑤⑥⑦⑧⑨	⑤⑥⑦⑧⑨	

응시번호

⓪①②③④⑤⑥⑦⑧⑨	⓪①②③④⑤⑥⑦⑧⑨	⓪①②③④⑤⑥⑦⑧⑨	⓪①②③④⑤⑥⑦⑧⑨	⓪①②③④⑤⑥⑦⑧⑨	⓪①②③④⑤⑥⑦⑧⑨	⓪①②③④⑤⑥⑦⑧⑨	⑥⑦

※ 시험감독관 서명
(성명을 정자로 기재할 것)

책임 감독관 서명

제 회

문번				
1	①	②	③	④
2	①	②	③	④
3	①	②	③	④
4	①	②	③	④
5	①	②	③	④
6	①	②	③	④
7	①	②	③	④
8	①	②	③	④
9	①	②	③	④
10	①	②	③	④
11	①	②	③	④
12	①	②	③	④
13	①	②	③	④
14	①	②	③	④
15	①	②	③	④
16	①	②	③	④
17	①	②	③	④
18	①	②	③	④
19	①	②	③	④
20	①	②	③	④

제 회

문번				
1	①	②	③	④
2	①	②	③	④
3	①	②	③	④
4	①	②	③	④
5	①	②	③	④
6	①	②	③	④
7	①	②	③	④
8	①	②	③	④
9	①	②	③	④
10	①	②	③	④
11	①	②	③	④
12	①	②	③	④
13	①	②	③	④
14	①	②	③	④
15	①	②	③	④
16	①	②	③	④
17	①	②	③	④
18	①	②	③	④
19	①	②	③	④
20	①	②	③	④

제 회

문번				
1	①	②	③	④
2	①	②	③	④
3	①	②	③	④
4	①	②	③	④
5	①	②	③	④
6	①	②	③	④
7	①	②	③	④
8	①	②	③	④
9	①	②	③	④
10	①	②	③	④
11	①	②	③	④
12	①	②	③	④
13	①	②	③	④
14	①	②	③	④
15	①	②	③	④
16	①	②	③	④
17	①	②	③	④
18	①	②	③	④
19	①	②	③	④
20	①	②	③	④

제 회

문번				
1	①	②	③	④
2	①	②	③	④
3	①	②	③	④
4	①	②	③	④
5	①	②	③	④
6	①	②	③	④
7	①	②	③	④
8	①	②	③	④
9	①	②	③	④
10	①	②	③	④
11	①	②	③	④
12	①	②	③	④
13	①	②	③	④
14	①	②	③	④
15	①	②	③	④
16	①	②	③	④
17	①	②	③	④
18	①	②	③	④
19	①	②	③	④
20	①	②	③	④

제 회

문번				
1	①	②	③	④
2	①	②	③	④
3	①	②	③	④
4	①	②	③	④
5	①	②	③	④
6	①	②	③	④
7	①	②	③	④
8	①	②	③	④
9	①	②	③	④
10	①	②	③	④
11	①	②	③	④
12	①	②	③	④
13	①	②	③	④
14	①	②	③	④
15	①	②	③	④
16	①	②	③	④
17	①	②	③	④
18	①	②	③	④
19	①	②	③	④
20	①	②	③	④

(　　　)년 ○○공무원 ○급 공개경쟁채용 필기시험 답안지

컴퓨터용 흑색싸인펜만 사용

책형

(필적감정용 기재) *아래 예시문을 옮겨 적으시오.
본인은 ○○○(응시자성명)임을 확인함
기 재 란

성명	
자필성명	본인 성명 기재
응시직렬	
응시지역	
시험장소	

응시번호							
⑥ ⑦	⓪ ① ② ③ ④ ⑤ ⑥ ⑦ ⑧ ⑨	⓪ ① ② ③ ④ ⑤ ⑥ ⑦ ⑧ ⑨	⓪ ① ② ③ ④ ⑤ ⑥ ⑦ ⑧ ⑨	⓪ ① ② ③ ④ ⑤ ⑥ ⑦ ⑧ ⑨	⓪ ① ② ③ ④ ⑤ ⑥ ⑦ ⑧ ⑨	⓪ ① ② ③ ④ ⑤ ⑥ ⑦ ⑧ ⑨	⓪ ① ② ③ ④ ⑤ ⑥ ⑦ ⑧ ⑨

생년월일					
⑤ ⑥ ⑦ ⑧ ⑨	⓪ ① ② ③ ④ ⑤ ⑥ ⑦ ⑧ ⑨	⓪ ① ②	⓪ ① ② ③ ④ ⑤ ⑥ ⑦ ⑧ ⑨	⓪ ① ② ③ ④ ⑤ ⑥ ⑦ ⑧ ⑨	⓪ ① ② ③ ④ ⑤ ⑥ ⑦ ⑧ ⑨

※시험감독관 서명 (성명을 정자로 기재할 것)
적색 볼펜만 사용

문번	제	회		
1	①	②	③	④
2	①	②	③	④
3	①	②	③	④
4	①	②	③	④
5	①	②	③	④
6	①	②	③	④
7	①	②	③	④
8	①	②	③	④
9	①	②	③	④
10	①	②	③	④
11	①	②	③	④
12	①	②	③	④
13	①	②	③	④
14	①	②	③	④
15	①	②	③	④
16	①	②	③	④
17	①	②	③	④
18	①	②	③	④
19	①	②	③	④
20	①	②	③	④

문번	제	회		
1	①	②	③	④
2	①	②	③	④
3	①	②	③	④
4	①	②	③	④
5	①	②	③	④
6	①	②	③	④
7	①	②	③	④
8	①	②	③	④
9	①	②	③	④
10	①	②	③	④
11	①	②	③	④
12	①	②	③	④
13	①	②	③	④
14	①	②	③	④
15	①	②	③	④
16	①	②	③	④
17	①	②	③	④
18	①	②	③	④
19	①	②	③	④
20	①	②	③	④

문번	제	회		
1	①	②	③	④
2	①	②	③	④
3	①	②	③	④
4	①	②	③	④
5	①	②	③	④
6	①	②	③	④
7	①	②	③	④
8	①	②	③	④
9	①	②	③	④
10	①	②	③	④
11	①	②	③	④
12	①	②	③	④
13	①	②	③	④
14	①	②	③	④
15	①	②	③	④
16	①	②	③	④
17	①	②	③	④
18	①	②	③	④
19	①	②	③	④
20	①	②	③	④

문번	제	회		
1	①	②	③	④
2	①	②	③	④
3	①	②	③	④
4	①	②	③	④
5	①	②	③	④
6	①	②	③	④
7	①	②	③	④
8	①	②	③	④
9	①	②	③	④
10	①	②	③	④
11	①	②	③	④
12	①	②	③	④
13	①	②	③	④
14	①	②	③	④
15	①	②	③	④
16	①	②	③	④
17	①	②	③	④
18	①	②	③	④
19	①	②	③	④
20	①	②	③	④

문번	제	회		
1	①	②	③	④
2	①	②	③	④
3	①	②	③	④
4	①	②	③	④
5	①	②	③	④
6	①	②	③	④
7	①	②	③	④
8	①	②	③	④
9	①	②	③	④
10	①	②	③	④
11	①	②	③	④
12	①	②	③	④
13	①	②	③	④
14	①	②	③	④
15	①	②	③	④
16	①	②	③	④
17	①	②	③	④
18	①	②	③	④
19	①	②	③	④
20	①	②	③	④